Thomas Rogall

Was tun bei schmerzenden Füßen?

Thomas Rogall

Was tun bei schmerzenden Füßen?

Die besten Tipps und Tricks der Fuß-Schule

nymphenburger

Die Ratschläge in diesem Buch sind von Autor und Verlag sorgfältig geprüft, dennoch kann keine Garantie übernommen werden. Jegliche Haftung des Autors bzw. des Verlages und seiner Beauftragten für Gesundheitsschäden sowie Personen-, Sach- und Vermögensschäden ist ausgeschlossen.

FSC
www.fsc.org
MIX
Papier aus verantwortungsvollen Quellen
FSC® C084279

Umschlaggestaltung: Wolfgang Heinzel
Umschlagmotiv: shutterstock
Fotos: Katrin Winkler, Ralf Blechschmidt, Anna-Magdalena Schnauss;
Sole Runner®: Thorsten Ludwig; Zehenspreizer: Bort GmbH
Fotomodelle: Dana Hermer, Catherine Ross, Timon Ullherr, Thomas Rogall
Satz: Walter Typografie & Grafik, Würzburg
Gesetzt aus 10/14 pt. Optima
Druck und Binden: Neografia a.s.
Printed in the EU
ISBN 978-3-485-02866-0

www.nymphenburger-verlag.de

Inhalt

Hilfe zur Selbsthilfe

Ihr Fuß ist ein feinfühliges, zartes Organ. Er lässt Sie mit 50000 Nervenenden Kälte, Wärme, Druck und Schmerz wahrnehmen.

Schmerzende Füße empfinden wir als störend. Es ist aber gerade am Fuß sehr wichtig zu spüren, ob im wahrsten Sinne des Wortes etwas „schief" läuft. Gesunde und schmerzfreie Füße sind der Spiegel eines gesunden und gut koordinierten Körpers.

Füße sind sehr empfindlich

Was tun bei schmerzenden Füßen?

Dieser Ratgeber soll Sie zum Experten für Ihre Füße machen. Sie erhalten deshalb einen Überblick über Aufbau und Funktion Ihres Fußes. Durch die Massage der Muskeln und des Bindegewebes (u.a. Faszien) mit dem Igel- oder Noppenball gewinnen Sie die kraftvolle Elastizität Ihres Fußgewölbes und die federnde Stabilität Ihrer Beine zurück. Sie werden lernen, wie Sie die häufigsten Schmerzen (80 Prozent) im Bereich des Vorfußballens mithilfe eines elastischen Klebebandes (Kinesio-Tape) selbst behandeln können. Für eine ausgewogene Belastung Ihrer Füße erhalten Sie eine Anleitung zur Koordination

Ihres Körpers beim Gehen. Tipps zum Schuhkauf und zur Möglichkeit der Präparation von eleganten Schuhen, zum Barfußgehen und zur richtigen Temperatur Ihrer Füße sowie zu Einlagen, Bandagen, kleinen Hilfsmitteln wie Zehenspreizer und Fersenpolster und eine OP-Checkliste werden Ihr Wissen abrunden.

Ich habe in meiner langjährigen Arbeit als Physiotherapeut und Leiter der Fuß-Schule München in Zusammenarbeit mit meinen Kollegen und unseren Patienten ein Konzept entwickelt, das Ihnen Hilfe zur Selbsthilfe bietet. Dadurch können Sie Schmerzen in den Griff bekommen, Operationen vermeiden oder präventiv tätig werden. Nur wenn alle konservativen Behandlungsstrategien scheitern, kann eine Operation bei anhaltenden Schmerzen und Entzündungen unumgänglich und sinnvoll sein. Bevor es aber so weit kommt, gibt es (jenseits von Einlagen) viele Möglichkeiten, die ich Ihnen an die Hand (bzw. an den Fuß) geben möchte.

Präventiv üben, Schmerzen lindern, Operationen vermeiden

Die Bauweise des Fußes: Flexibilität und Stabilität

Die Kräfte, die durch das Abbremsen bei der Landung und das Beschleunigen beim Abdrücken des Fußes vom Boden auf Ihren Fuß wirken, sind extrem hoch (bei steilem Berghinabgehen bis zu einer Tonne). Deshalb ist der Fuß anpassungsfähig und elastisch. Er besitzt auf der Unterseite eine dicke Fettschicht zur Dämpfung und besteht aus 28 kleinen Knochen, die durch 33 Gelenke verbunden sind.

Um bei Belastung Stabilität zu bieten, besitzt er ein Gewölbe. Es entsteht durch die dreidimensionale Drehung der Knochen des Rückfußes zum Vorfußballen um neunzig Grad in die Senkrechte und die Form der Keilbeine und keilförmigen Basen Ihrer Mittelfußknochen, die sich auf der Höhe Ihres Ristes, dem höchsten Punkt des Fußgewölbes, befinden.

Die Ferse dient dem Fuß als „Steuerruder" für die gleichmäßige Belastung auf alle fünf Mittel- und Vorfußstrahlen mit den Zehen. Die Belastung des Fußes sollte bei der Bewegung des Körpers über dem Fuß immer zentriert auf alle Punkte der Fußsohle einwirken. Die Ferse darf nicht nach innen oder

Eine gleichmäßige Belastung des Fußes ist wichtig

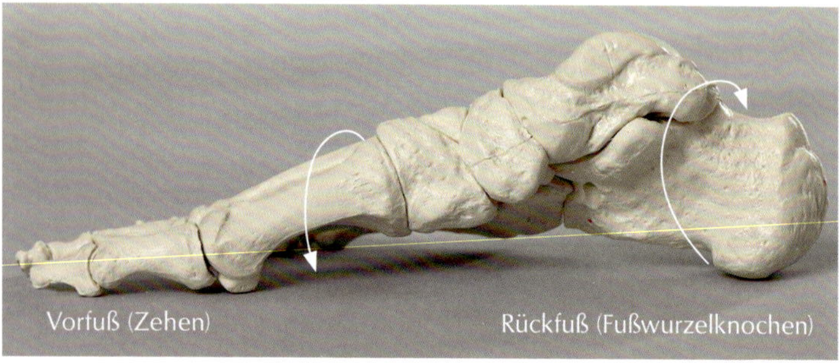

außen drehen und kippen (wie z. B. beim Knick-Senk-Spreizfuß oder Hohlfuß).

Muskeln, Bänder und Faszien geben Halt

Muskeln mit starken Sehnen und eine Vielzahl von Bändern und Faszien geben den Knochen des Gewölbes elastischen Halt. Bei der stoßartigen Gewichtsaufnahme durch die Landung auf dem Boden gibt der Fuß ein wenig nach, wird größer und breiter. Der Druck wird durch das Bindegewebe (Sehnen, Bänder und Faszien) und Muskeln in Zug umgewandelt. Sie müssen trotz der großen Kräfte nur sehr wenig Muskelkraft aufwenden. Die Konstruktion des Fußgewölbes ist selbsttragend. Allerdings sollte Ihr Fußgewölbe während aller Schrittphasen gleichmäßig belastet werden, da es sonst seine Wirkung verliert und der Fuß sich mit den Jahren verformt. Stehen die kleinen Knochen Ihrer Füße ungünstig zueinander, werden sich die kleinen

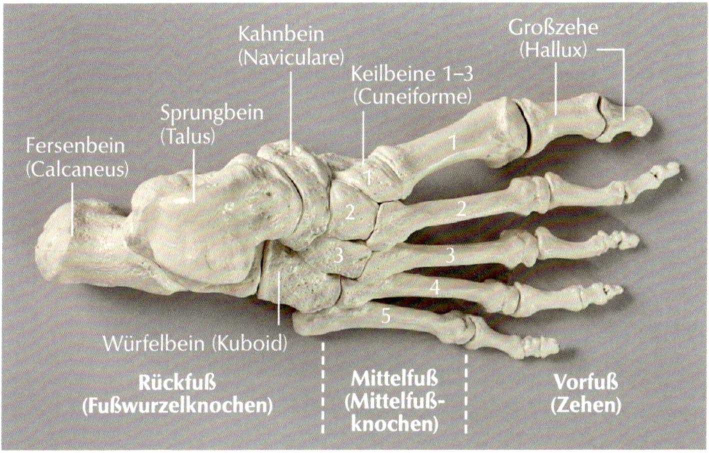

Fußmuskeln und das dazugehörige Bindegewebe in einem gedehnten oder verkürzten Zustand befinden und ihre Funktion schlecht erfüllen.

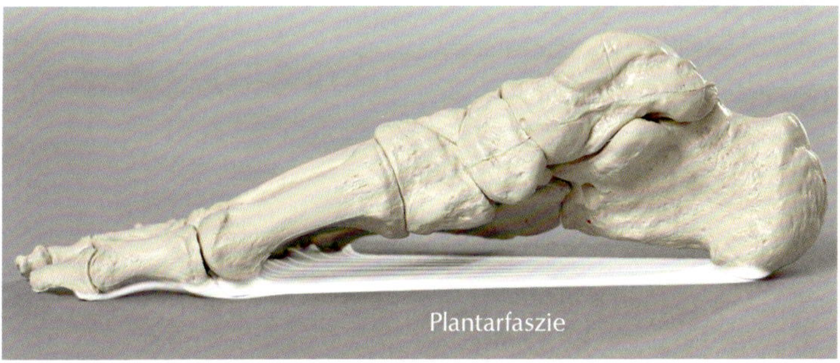

Bei starken und andauernden Schmerzen sollten Sie mithilfe eines Arztes abklären, ob eine Ruhigstellung sinnvoll ist und ob die Beschwerden tatsächlich von Ihren Füßen ausgehen.
Damit Sie sich bei schmerzenden Füßen selbst helfen können, folgen nun Anleitungen zu den wirkungsvollsten Übungen sowie wichtige Tipps und Tricks zur Eigenbehandlung.
Die Spannung von Muskeln, Sehnen, Bändern und Faszien spielt bei orthopädischen Beschwerden der Füße eine entscheidende Rolle. Erst mit einem einigermaßen schmerzfreien Fuß können Sie die Art und Weise Ihres Ganges spielerisch verändern. Schenken Sie Ihren Füßen Liebe und Anerkennung. Tun Sie Ihren Füßen regelmäßig etwas Gutes!

Die Übungen

Die Massage mit dem Noppen- oder Igelball

Massage zur Lockerung der Fußmuskulatur

Durch die Massage gewinnen Sie die Geschmeidigkeit Ihrer Füße und die Form Ihres Fußgewölbes zurück. Die ungünstige Belastung des Fußes beim Gehen auf harten und versiegelten Böden führt bei einem Knick-Senk-Spreizfuß oder einem Hohlfuß zu verspannten Muskeln. Der Vorfußballen ist mit den Muskeln zwischen den Mittelfußknochen geschwächt und kraftlos. Die Zehenmuskulatur ist durch erhöhte Stützaktivität verspannt und es können sich Krallen- oder Hammerzehen bilden. Die Muskulatur des Gewölbes verliert zunehmend ihre Funktion.
Die Kugelform eines Balles ist das genaue Gegenstück zu Ihrem Fußgewölbe. Sie ist ideal geeignet, um das Gewölbe zu stützen und zu formen. Durch die Massage werden die Durchblutung und der gesamte Stoffwechsel angeregt. Außerdem werden verspannte Muskeln gelockert, überdehnte oder verkürzte Muskeln finden ihren richtigen Platz. Über das vegetative Nervensystem findet eine Harmonisierung der Organaktivität im Sinne einer Reflexzonentherapie statt. In den ersten Tagen oder Wochen nach Ausführung der Übung können Ihre Füße

deshalb ein wenig jucken – eine Reaktion Ihres Nervensystems. Sie wird bei regelmäßigem Üben seltener auftreten. Da Sie die Übungen für Ihren Fuß im Stehen ausführen, trainieren Sie auch Ihre Stabilität und Ihr Gleichgewicht.

Üben Sie am Anfang häufig (ein- bis zweimal am Tag), aber die einzelnen Übungen nicht zu lang. Sie werden die für Sie passende Dosierung selbst herausfinden. Eine Mindestübungszeit von 30 Minuten pro Tag ist jedoch sinnvoll. Sie können sich einzelne Übungen aussuchen, die Sie für besonders wichtig erachten. Legen Sie auch Tage mit Übungspausen ein, wenn Sie das Gefühl haben, dass eine Regeneration angebracht ist.

Eine halbe Stunde am Tag zu üben ist sinnvoll

Um den für Sie passenden Ball zu finden, sollten Sie Noppen- oder Igelbälle in verschiedenen Härtegraden und Größen (nicht zu groß!) ausprobieren. Sehr weiche Bälle mit Ventil und sehr harte Bälle werden trotz der starken Belastung durch Ihre Füße lange halten. Bei mittleren Härtegraden ist der Verschleiß erhöht, sie brechen entzwei.

Ihre Füße und Beine müssen sich nach den Übungen angenehm anfühlen. Ein auftretender Schmerz während der Übung sollte sich immer im Bereich der annehmbaren Empfindung „Au, schön!“ bewegen.

Achtung! Sie dürfen diese Übungen nur durchführen, wenn Ihr Fuß weder geschwollen noch heiß ist. Bei einem Fersensporn sparen Sie den schmerzenden Bereich aus. Bei Schmerzen im

Vorfußbereich sind Sie dort bitte besonders vorsichtig. Sollten Sie nach häufiger Anwendung verstärkte Schmerzen verspüren, wenden Sie sich bitte an einen Physiotherapeuten oder Arzt.

Üben Sie bitte für den besseren Vergleich der Veränderung von Muskulatur und Bindegewebe von der zweiten bis zur sechsten Übung zunächst mit Fuß und Bein einer Seite. Sie werden einen großen Unterschied zu Ihrer ungeübten Seite verspüren. Das ist für Ihre Motivation zur Ausführung der Übung in Ihrem Alltag sehr wichtig.
Wechseln Sie nach einer halben Minute Pause für Ihre Wahrnehmung zur anderen Seite. Die Pause ist in einer Kultur hoher Anforderungen und zeitlicher Optimierung ein oft vergessener Teil von Körperübungen. Sie ist für die Wahrnehmung, Umbauprozesse und die Regeneration des Körpergewebes allerdings unerlässlich. Sie können sich nicht nur die federnde und kraftvolle Elastizität von Katzen als Vorbild nehmen, sondern auch deren ausgiebigen Müßiggang.

Auch Pausen sind wichtig

Die erste Übung: der ausgewogene Stand

- Stehen Sie etwa hüftbreit mit beiden Füßen auf gleicher Höhe. Die Zwischenräume von großer und zweiter Zehe zeigen an beiden Füßen geradeaus.
- Legen Sie einen Noppen- oder Igelball in geringem Abstand

vor einen Fuß. Bevor Sie mit der Massage beginnen, stellen Sie sich zunächst folgende Fragen:

- Wie verteilt sich das Gewicht meines Körpers auf beide Füße?
- Welchen Abdruck hinterlasse ich am Boden und in meinen Fußsohlen?
- Liegen meine Zehen in ihrer ganzen Länge auf dem Boden?
- Liegen meine kleine und meine große Zehe als äußerste vordere Punkte meines Fußes gleichmäßig auf?

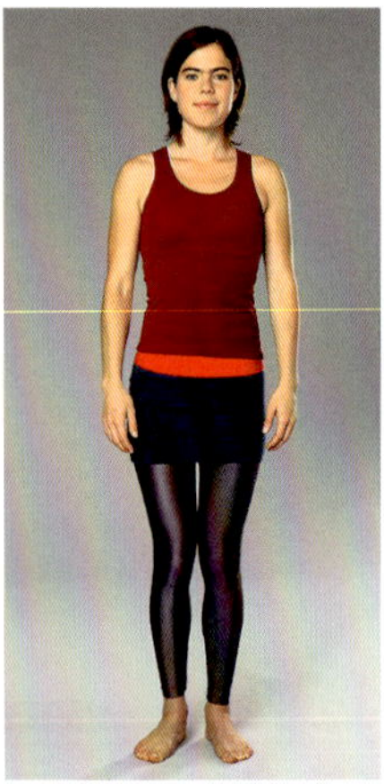

Falsch: X-Beinstellung mit nach innen gedrehten Knien und oft nach außen gedrehten Füßen

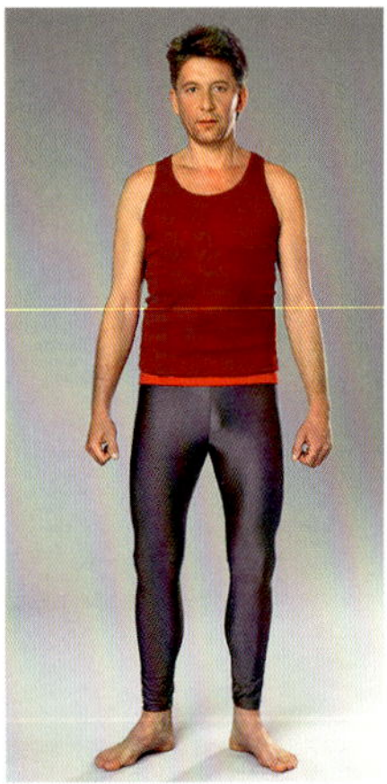

Falsch: Beine und Füße zeigen nach außen.

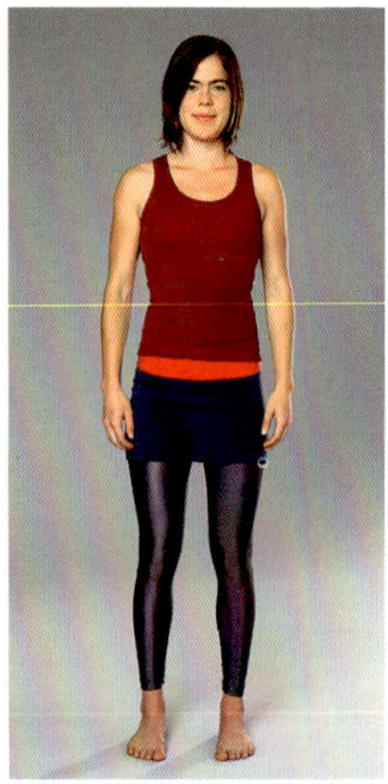

Richtig: Füße und Knie zeigen geradeaus.

→ Ist mein Körperschwerpunkt im Lot zwischen beiden Füßen oder belaste ich einen Fuß stärker?

- Versuchen Sie jetzt, durch eine winzige Drehung der Oberschenkel Ihre Ferse in eine günstige Position zu bringen und damit die kleine und die große Zehe in etwa gleich zu belasten. Bleiben Sie in den Füßen entspannt.
- Richten Sie Ihr Becken auf, bis es waagrecht steht. Positionieren Sie Ihren Oberkörper über dem Becken. Das Gewicht Ihres Körpers sollte zwischen Vorfußballen (vorn) und

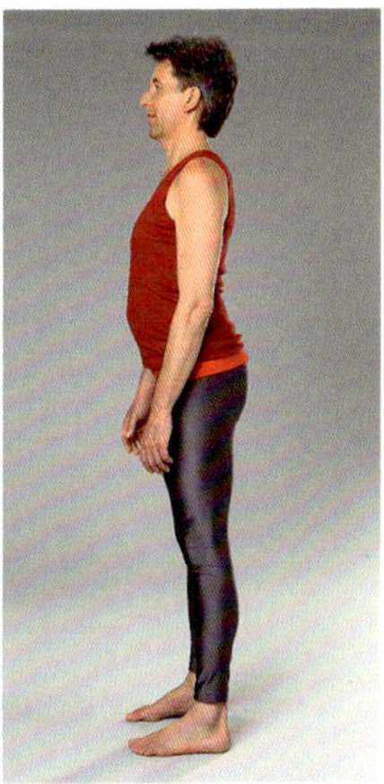

So nicht: Hohlkreuzhaltung mit durchgedrückten Knien

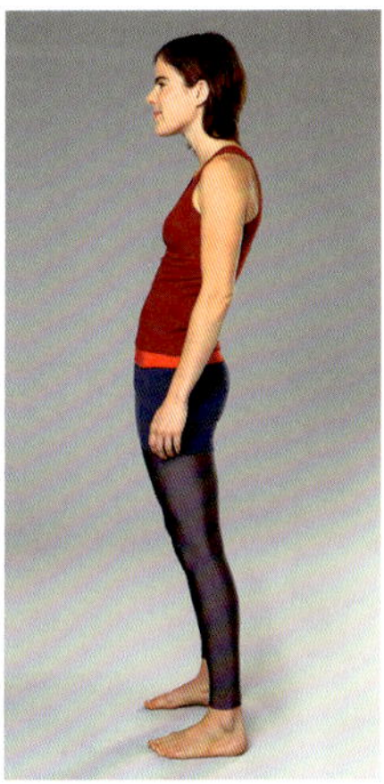

So nicht: Nach vorn geschobenes Becken mit Rückneigung des Oberkörpers

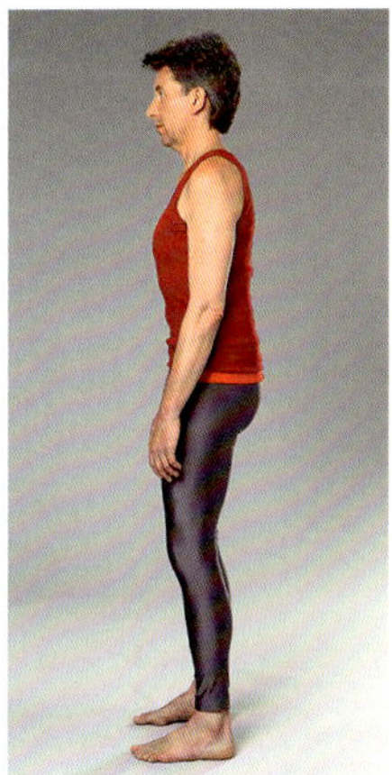

So geht's: Knie gestreckt, aber nicht durchgedrückt. Becken, Brustkorb und Kopf in einer senkrechten Lotlinie.

Ferse (hinten) gleichmäßig verteilt sein. Die Bewegungen, um das Gewicht gleichmäßig zu verteilen, sind meist sehr klein und fein. Bleiben Sie locker und verspannen Sie sich nicht durch zu große und kraftvolle Bewegungen. Denken Sie an die Geschmeidigkeit einer Katze. Atmen Sie entspannt weiter.

Die zweite Übung: die Stabilität der Beinachse

- Stellen Sie sich mit einem Fuß in Schrittstellung auf den Noppen- oder Igelball. Der Ball liegt unter Ihrem Gewölbebogen. Die Ferse steht am Boden. Verlagern Sie Ihren Körper langsam über den Ball nach vorn, ohne die Ferse anzuheben.
- Gehen Sie mehrmals langsam vor und zurück. Ihre Füße und Knie zeigen, so gut es Ihnen möglich ist, geradeaus.
- Das Becken steht um die Längsachse Ihres Körpers leicht verdreht. Es gilt, die Beckenseite mit dem Fuß mitzubewegen – vorderer Fuß mit Becken nach vorn gedreht, hinterer Fuß mit Becken nach hinten gedreht.
- Ihr Bauchnabel mit der Körpermitte befindet sich exakt zwischen beiden Füßen.
- Die Verlagerung des Körpergewichts kann am Anfang etwas Schmerzen bereiten, sollte aber immer im annehmbaren Bereich bleiben.
- Achten Sie bitte auch auf das hintere Bein und dessen Fuß. Beide sollten ebenfalls möglichst geradeaus zeigen. Im hin-

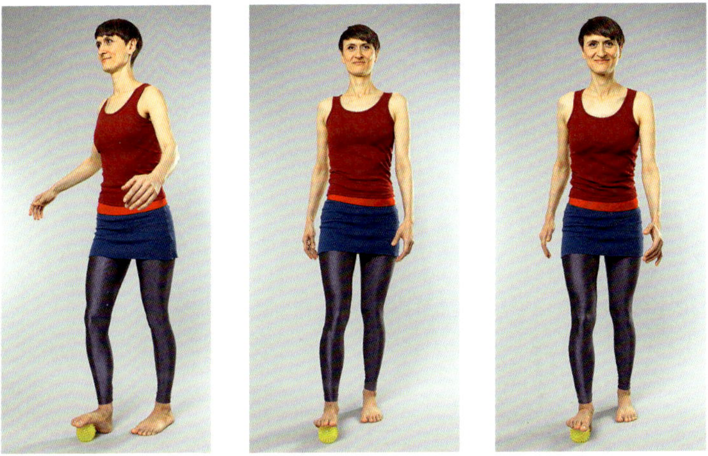

teren Bein trainieren Sie damit auf der Außenseite des Beckens Ihre Muskulatur für Stabilität und Gleichgewicht.

- Üben Sie die Bewegung, bis Sie auf der Außenseite des Beckens eine leichte Muskelermüdung spüren. Je langsamer Sie die Übung ausführen, desto wirksamer ist sie.
- Machen Sie eine Pause und spüren Sie mindestens 5 Sekunden nach.

Die dritte Übung: die Massage des Gewölbes

- Üben Sie mit der gleichen Seite weiter.
- Heben Sie jetzt die Ferse vom Boden an. Der Ball liegt in der Mitte des Fußgewölbes unter Ihrem Rist. Kreisen Sie in

drei Bahnen (innen – Mitte – außen) langsam durch die Gewichtsverlagerung Ihres ganzen Körpers über den Ball von vorn nach hinten in Richtung Ferse.

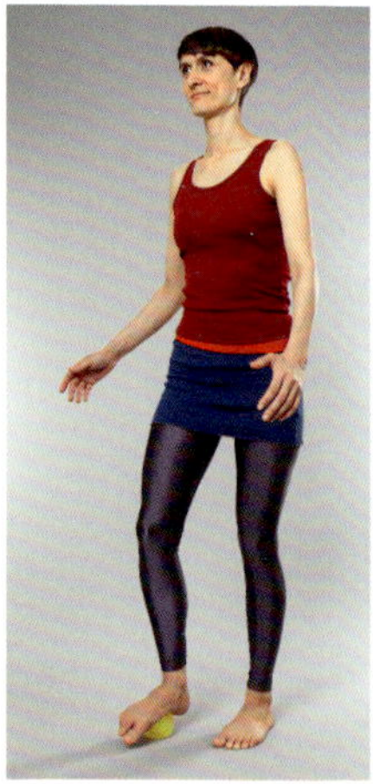

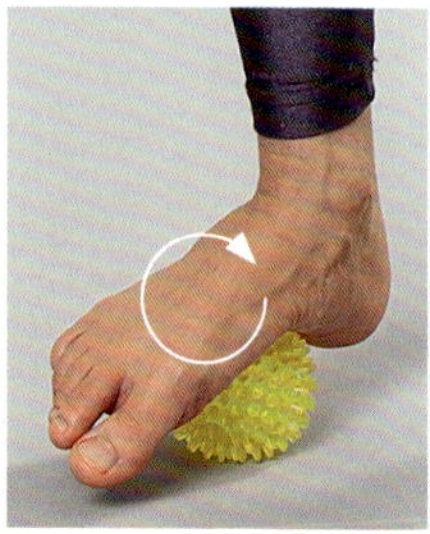

- Versuchen Sie, jede Stelle des Gewölbebogens eingehend zu untersuchen, durch die kreisende massierende Bewegung das verspannte muskuläre Gewebe zu lockern und den Stoffwechsel in Ihrem Bindegewebe anzuregen.
- Sollten Sie unter einem Fersensporn leiden, sparen Sie den schmerzenden Bereich bitte aus.
- Bei Muskelschmerzen auf der Außenseite Ihres Beckens können Sie, bis alle drei Bahnen behandelt sind, kurze Pausen im Stehen auf zwei Füßen einlegen.

Nach der Massage sollte sich Ihr Fuß angenehm, weich und doch kraftvoll elastisch wie eine zarte Katzenpfote anfühlen. Ihre Füße sind wach und kribbeln vielleicht ein bisschen. Ihre Verbindung mit dem Boden sollte Ihnen Stabilität und tiefe

Verwurzelung, aber keine Schmerzen bereiten. Die Entspannung und Kräftigung des Fußes kann sich spürbar in Ihren Waden auswirken und vielleicht ist die gesamte geübte Körperseite entspannt. Der Stoffwechsel ist durch das Auspressen des Gewebes stark angeregt, Ihre Füße sind warm.

Die vierte Übung: die Massage der Fersen

- Jetzt ist die Ferse an der Reihe: Kreisen Sie langsam mit dem Ball unter der Ferse. Da sich dort die dickste Schicht des Fettgewebes der Fußsohle befindet, sollte dies kein Problem sein.
- Die Herausforderung besteht nun in der Entspannung der Zehen. Lassen Sie Ihre Zehen entspannt nach vorn unten hängen.
- Die Übung erfordert ein gutes Gleichgewicht und ist ein gutes Training Ihrer Balance.
- Wieder wird sich die Außenseite des Beckens auf der Standbeinseite melden. Machen Sie eine Pause, wenn es Ihnen nötig erscheint.
- Achten Sie auf den am Boden stehenden hinteren Fuß. Zeigt er mit dem Knie geradeaus? Steht der hintere Fuß stabil, ohne nach innen zu kippen?

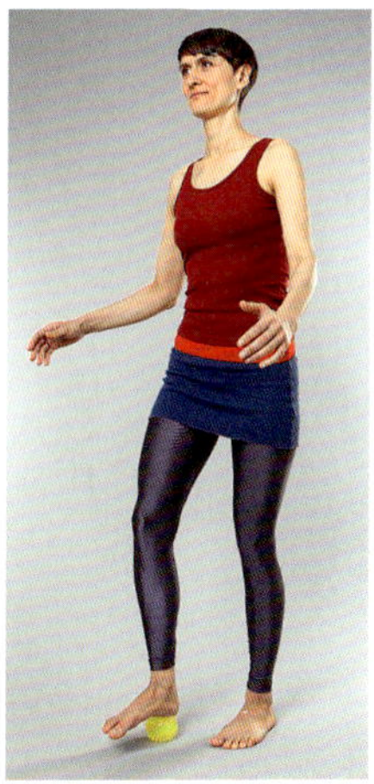

Die fünfte Übung: die Massage der Waden

Nicht nur Ihr Fuß kann verspannt sein. Die Wadenmuskulatur, die einen großen Einfluss auf das Wohlbefinden Ihrer Füße nimmt, neigt im Laufe der Jahre ebenfalls zu starken Verhärtungen. Deshalb ist es wichtig, auch dort für Entspannung, Lockerung und die Steigerung des Stoffwechsels, insbesondere den Abtransport von Abbauprodukten der Zelle, zu sorgen. Der Stoffwechsel in den Zwischenräumen der Zellen wird von deren rhythmischen Schwingungen im größten Organ des Körpers, den Muskeln, entscheidend beeinflusst. Die Massage mit dem Noppen- oder Igelball sorgt für eine Lockerung der Muskulatur, steigert den Abtransport der angehäuften Zellabbauprodukte und unelastisches Bindegewebe wird gelockert und durchblutet.

Achtung! Die Massage mit dem Igel- oder Noppenball ist nur ratsam, wenn Sie an keiner Venenerkrankung der Waden leiden. Wenden Sie sich bei starken Venenproblemen zur Entspannung der Wadenmuskulatur an einen Physiotherapeuten. Bei einzelnen Krampfadern sparen Sie diesen Bereich aus.

- Setzen Sie sich mit angewinkelten Beinen auf den Boden oder einen Overball.
- Strecken Sie ein Bein und legen Sie den Igel- oder Noppenball zu Beginn unter den oberen Außenrand der Wade.
- Lassen Sie das Gewicht Ihres Beines auf den Ball einwirken. Untersuchen Sie mit kleinen kreisenden Bewegungen den

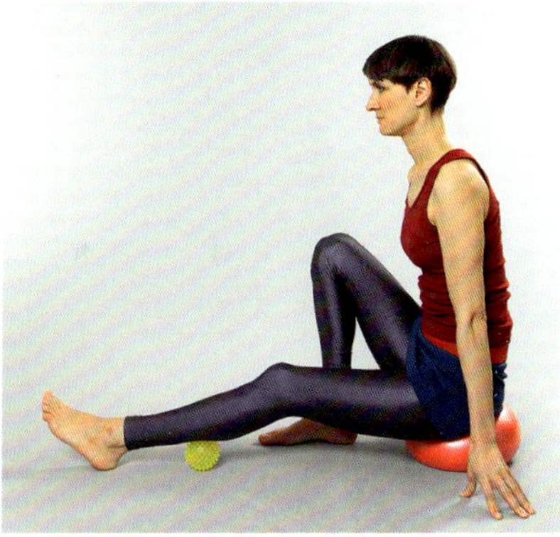

Verlauf der Waden bis zu Ihrer Achillessehne. Danach verfahren Sie gleichermaßen auf der inneren Wadenseite.

- Verweilen Sie kreisend an verspannten und dadurch schmerzhaften Stellen.
- Machen Sie diese Übung oft, aber nur kurz. Die Waden und auch Ihre Füße sollen sich nach der Massage angenehm warm und locker anfühlen.

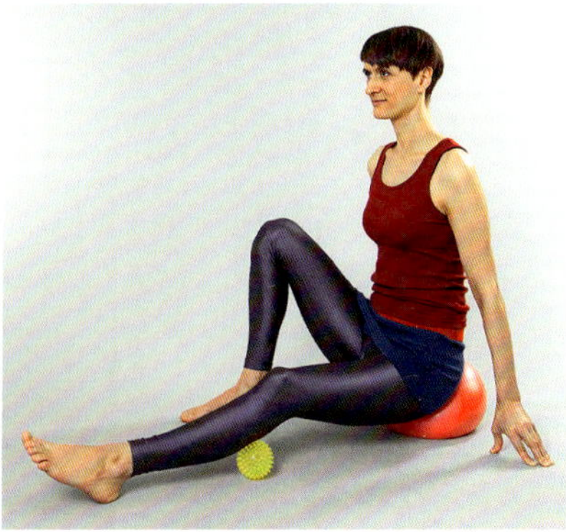

Die sechste Übung: die Dehnung der Beinmuskulatur

Nach der Lockerung der Muskulatur und des Bindegewebes ist es sinnvoll, die Beinmuskulatur zu dehnen. Sie ist jetzt gut vorbereitet und alle Dehnungen werden die verspannten und nicht elastischen Stellen erreichen.

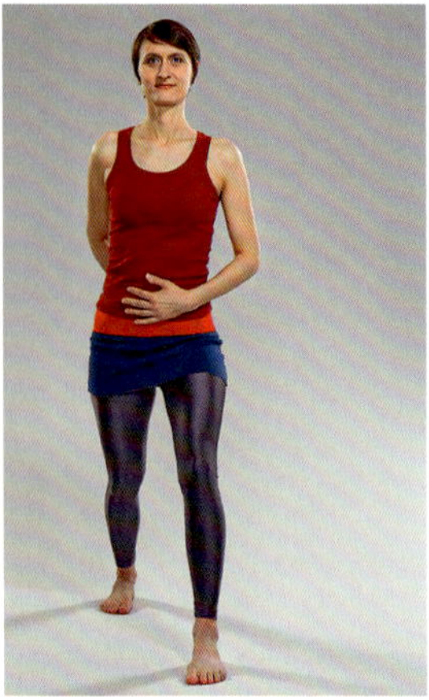

Fuß und Knie geradeaus

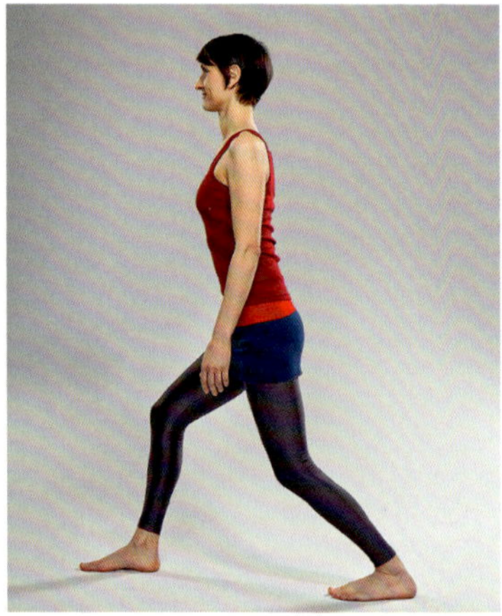

Vom gebeugten zum gestreckten Knie

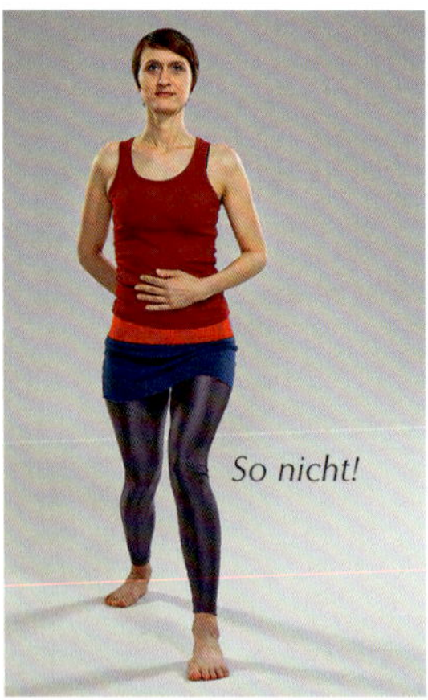

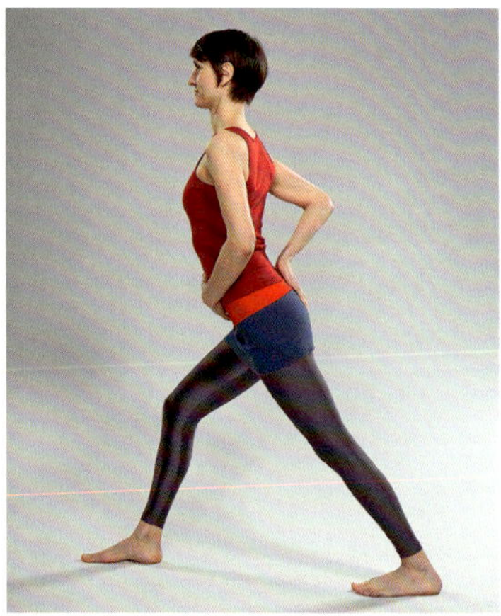

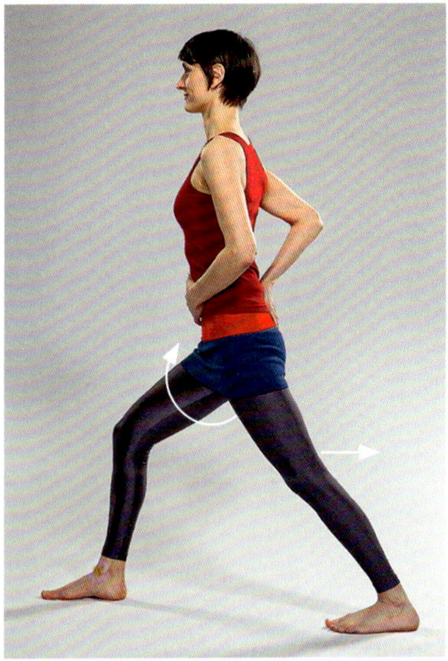

Die Aufrichtung des Beckens bei gestrecktem Knie

- Gehen Sie in eine hüftbreite Schrittstellung. Beide Füße und Knie zeigen geradeaus. Das Becken dreht wieder mit den Füßen. Der Bauchnabel befindet sich zwischen beiden Füßen.
- Strecken Sie die Beinrückseite des hinteren Beines mit der Kniekehle. Achten Sie besonders auf den Kontakt der Fußaußenseite zum Boden.
- Halten Sie die Dehnung für mindestens 30 Sekunden. Sie können mit dem Einatmen ein bisschen mehr Zug und mit dem Ausatmen etwas weniger Zug geben.
- Beugen und strecken Sie anschließend Ihr Knie weich und rhythmisch.
- Wiederholen Sie die Dehnungen mehrmals und achten Sie auf die angenehme Entspannung, die bei mehrmaliger Wiederholung eintritt.

Die Integration in den Alltag

Bei täglicher Übung werden die Anfangsschmerzen geringer und Muskulatur und Bindegewebe werden sich langsam bessern. Sie werden spüren, wie sich Ihre Füße und Beine zum Positiven verändern.

Um genügend regelmäßige Übungszeit in Ihren Alltag zu integrieren, sollten Sie mehrere Noppen- oder Igelbälle zu Hause oder an Ihrem Arbeitsplatz verteilen. Sie können beim Telefonieren, bei der Hausarbeit oder zum Beispiel während Sie die Zähne putzen auf dem Noppen- oder Igelball kreisen.

Das Stehen ist eine wunderbare Übung bei allen unverhofften Wartezeiten in Ihrem Alltag. Geht nichts voran, ist es Zeit für die Eigenwahrnehmung. Das fällt uns in einem durchorganisierten Alltag sehr schwer, da wir meist ungeduldig werden. Genießen Sie die Pausen beim Warten im öffentlichen Nahverkehr, bei der Post oder in der Schlange an der Kasse. Jetzt haben Sie Zeit für sich und den entspannten Stand. Beobachten Sie Ihre Gedanken. Können Sie bei der Wahrnehmung Ihrer Füße, der Aufrichtung Ihres Körpers und einem ruhigen und entspannten Atem bleiben? Können Sie Wartezeiten für Entschleunigung und Regeneration nutzen? Oder sind Sie in Ihren Gedanken und Emotionen mit Dingen beschäftigt, die nicht in Ihrer Hand liegen und zu keiner Veränderung der Situation führen? Beobachten Sie sich und kehren Sie immer wieder zur Wahrnehmung Ihres Körpers und Ihrer Füße zurück!

Elastische Tapes (Kinesio-Tape) bei Schmerzen unterhalb des Vorfußballens

Die häufigsten Fußschmerzen treten unter dem vorderen Fußballen auf. Der Grund dafür liegt in einer instabilen Ferse; die Mittelfußknochen werden in der Folge gespreizt, die dazwischenliegende Muskulatur und das Bindegewebe gedehnt. Gedehnte Muskulatur und gedehntes Bindegewebe können weniger Kraft und Halt entwickeln.

Tapes stützen den Fuß

Sie können sich deshalb mit einem elastischen Tape helfen. Es gibt dem Vorfußballen Halt und wirkt der Spreizung entgegen. Das Quergewölbe Ihres Fußes wird geformt und Schmerzen unter dem Vorfußballen können sich verbessern oder nicht mehr auftreten.

Dabei sollten sich jedoch keine allergischen Hautreaktionen zeigen. Legen Sie zur Erholung der Haut immer wieder eine Pause ein, damit sie nicht wund wird. Wenn sich das Tape unangenehm anfühlt oder schmerzt, entfernen Sie es umgehend. Bei Unsicherheiten sollten Sie sich mit einem Physiotherapeuten, der im Setzen von Tapes ausgebildet ist, in Verbindung setzen.

Kleben Sie das Tape auf Ihre möglichst fettfreie, also nicht gecremte Haut. Das Tape wird dadurch länger und besser haften (ein bis fünf Tage oder länger, je nach Haut und Tapematerial). Sie können mit dem Tape duschen oder baden, sollten es aber vor allem in der kalten Jahreszeit nach dem Kontakt mit Wasser mit einem Handtuch trocken tupfen. An den Klebestellen entfernen Sie bitte alle Haare.
Zum möglichst schmerzfreien Entfernen können Sie Öl auf das Tape aufbringen und einwirken lassen. Lesen Sie außerdem die Packungsbeilage des Herstellers.

So wird es gemacht:
Das Material besteht aus einem elastischen Stoff, Kleber und Papier. Sie benötigen deshalb eine gute Schere. Auf dem Papier befindet sich eine Zentimeterangabe. Ein dickerer Strich markiert eine Länge von 5 Zentimetern.
Schneiden Sie ein 13 Zentimeter langes und 5 Zentimeter breites Tape und runden Sie die Ecken ab.

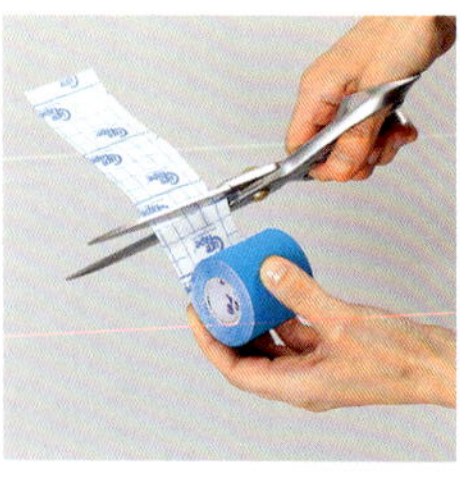
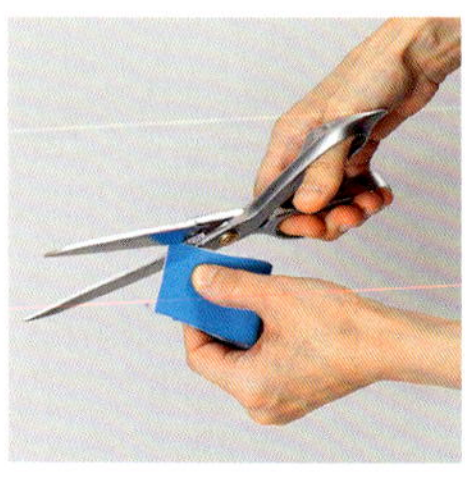
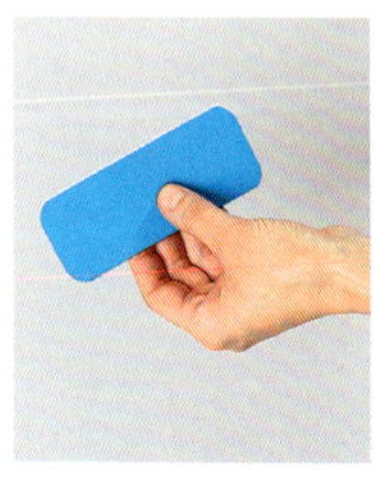

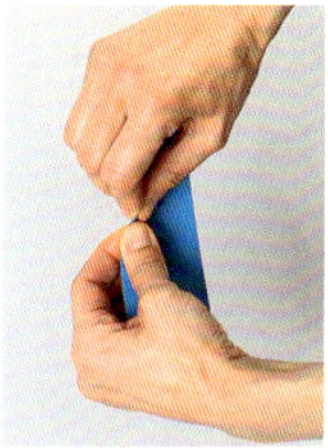

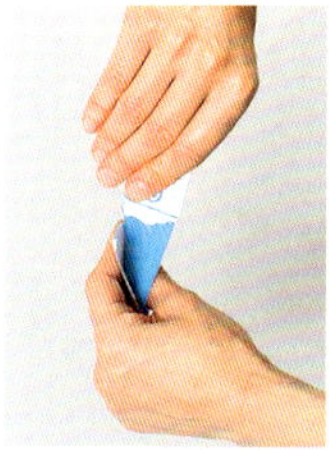

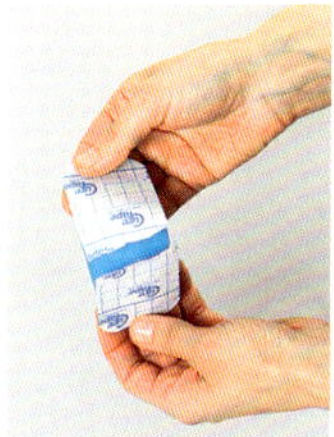

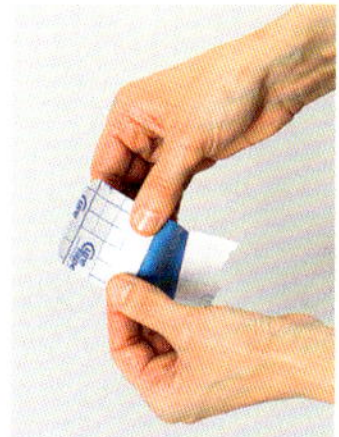

Reißen Sie das Papier des Tapes auf Höhe von 2 bis 3 Zentimetern einmal durch und ziehen Sie das kurze Stück ab. Auf der anderen Seite falzen Sie das gelöste Papier.

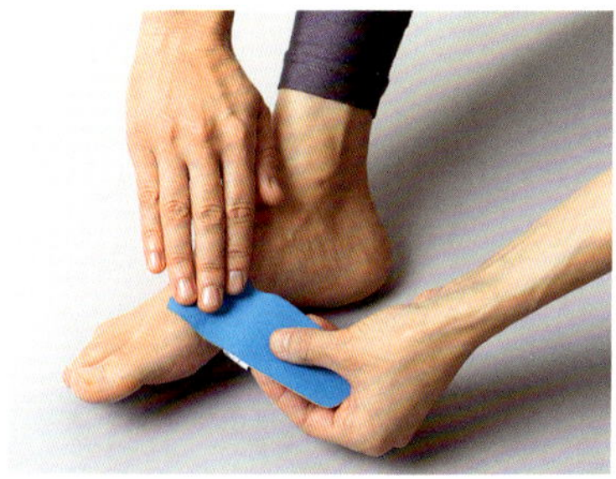

Kleben Sie den Anfang des Tapes nach Abziehen der ersten 2 Zentimeter des Papiers locker und ohne Zug auf die Oberseite des ersten Mittelfußknochens (Oberseite des Großzehenballens) auf. Dies wird als Basis bezeichnet.

Rollen Sie jetzt Ihre Zehen nach unten ein. Ziehen Sie das Tape nach Entfernen eines weiteren 2 bis 3 Zentimeter langen Abschnittes des Papiers und kleben Sie es unter starkem Zug auf der Unterseite Ihres Vorfußballens fest. Ziehen Sie dabei die Haut der Fußsohle in Kleberichtung, damit keine Haut-

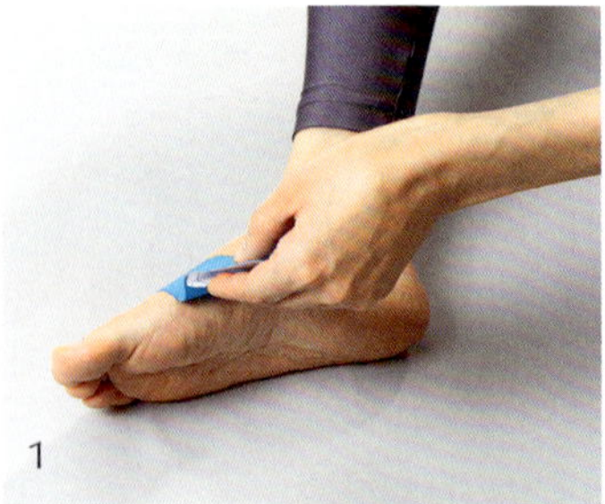
1

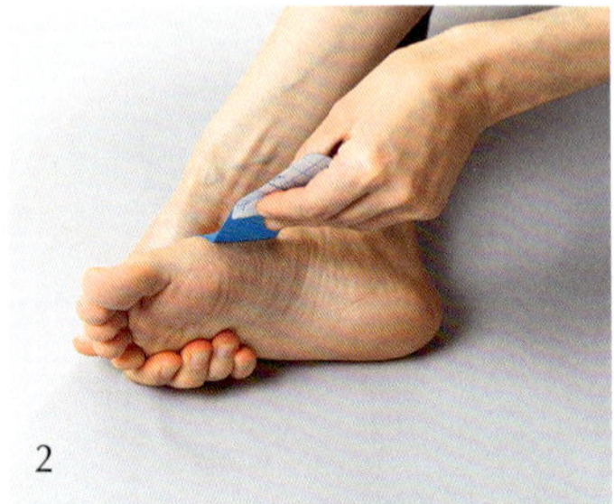
2

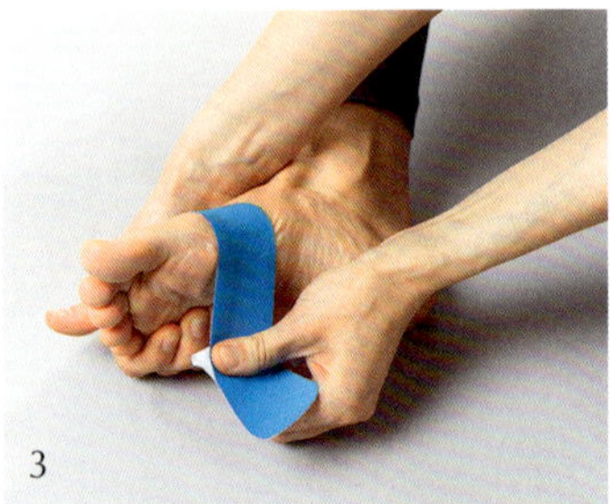
3

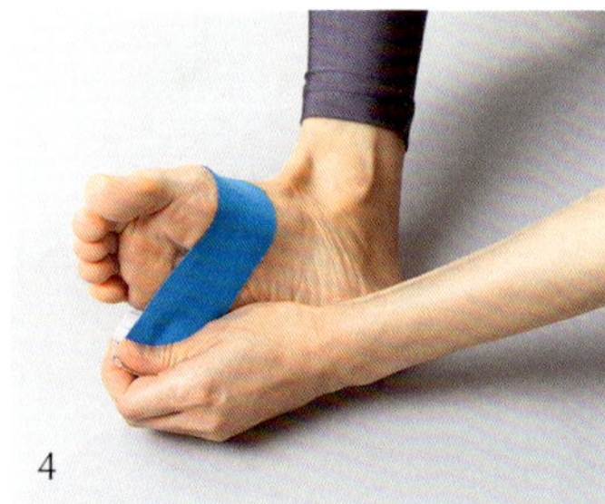
4

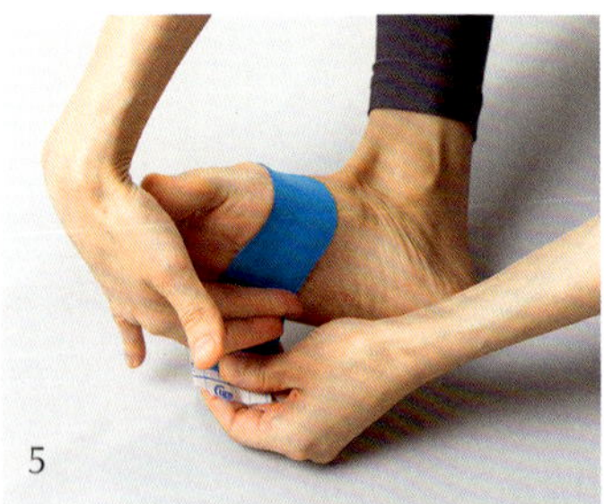
5

falten entstehen. Legen Sie Ihren ziehenden Finger quer auf, um einen gleichmäßigen Zug in der ganzen Breite des Tapes zu gewährleisten. Reiben Sie über das bereits festgeklebte Tape, um den Kleber zu aktivieren.

Fixieren Sie nun nach Entfernen des Papiers das nächste Stück unter Zug. Die letzten 2 Zentimeter kleben Sie bitte ohne Zug auf die Oberseite Ihres fünften Mittelfußknochens (Oberseite des Kleinzehenballens). Dies wird wieder als Basis bezeichnet. Die Basen müssen ohne jeden Zug aufgeklebt werden, damit sich das Tape nicht so schnell löst.

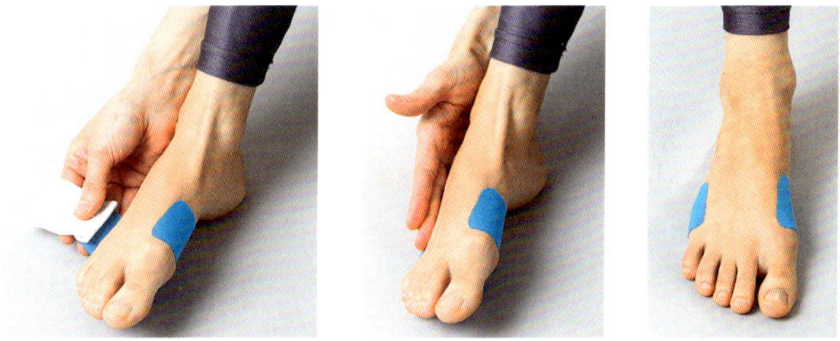

Nach der Fixierung des Tapes sollte eine deutliche Entspannung und Schmerzlinderung eintreten. Bei zu viel Zug fühlt sich der Vorfußballen eingesperrt an. Bei zu wenig Zug können Sie ein zweites Tape leicht versetzt aufkleben. Sollte Ihnen das Tape für einige Stunden Hilfe bieten, sich danach aber unangenehm anfühlen, entfernen Sie es. Sie können es zum Beispiel tagsüber tragen, aber für die Nacht entfernen. Sollte das Tape schlecht halten oder entstehen Falten beim Setzen, entfernen Sie es umgehend und versuchen es von Neuem. Bei häufigem Kleben wird sich Ihre Fertigkeit verbessern.

Die richtige Temperatur der Füße

Die richtige Temperatur als Spiegel der Durchblutung und des Stoffwechsels Ihrer Füße ist eine wichtige Voraussetzung für schmerzfreie Füße. Eine Temperaturerhöhung der Füße kann bei einer längeren Wanderung auftreten, ohne dass Sie sich Sorgen machen müssen. Dann wird auf die Nervenenden in Ihren Füßen Druck ausgeübt – Ihre Füße schmerzen. Kühlung wird ihnen guttun.

Zu heiße oder kalte Füße schmerzen

Vorsicht ist bei einer Schwellung geboten. Schwellungen können aufgrund einer akuten Entzündung entstehen, die dann zu einer erhöhten Temperatur führt oder ohne eine Temperaturerhöhung bereits chronisch geworden ist. Dann sollten Sie auf jeden Fall einen Arzt zur Abklärung aufsuchen. Er wird nach der Ursache der Entzündung bzw. der Schwellung suchen.

Nach einer Operation wird Ihr Fuß in der Heilungsphase ebenfalls über längere Zeit geschwollen sein.

Werden Füße wie im Sitzen nicht belastet, können sie kalt werden – der Stoffwechsel sinkt. Auch in diesem Fall ist die Wahrscheinlichkeit von Schmerzen erhöht.

Quark

Sollte Ihr Fuß geschwollen und heiß sein, bestreichen Sie die Schwellung mit einer dicken Schicht fettreichen Quarks, legen Sie Ihre Beine hoch und lassen Sie ihn für eine halbe Stunde einwirken. Entfernen Sie den Quark anschließend mit kaltem Wasser. Wiederholen Sie die Quarkpackung möglichst oft und gehen Sie wenig, damit die Entzündung ausheilen kann.

Kaltes Wasser, Schnee, Eis oder Coolpack

Da die Füße durch die Belastung des Gehens wärmer werden, kann ein Gefühl des Brennens entstehen. Dann ist eine kurze Kühlung (20 bis 30 Sekunden) im kalten Wasser (beim Wandern im Gebirgsbach oder Schnee) wohltuend. Zu Hause können Sie einen Eiswürfel oder ein Coolpack aus dem Tiefkühlfach verwenden, mit dem Sie Ihre warmen Füße kurz abreiben. Die Haut sollte sich nach der Abreibung ein bisschen kühler, aber nicht eiskalt anfühlen. Sie können diese Vorgehensweise nach einer Pause mehrmals wiederholen. Ihre Füße müssen aber unbedingt warm sein. Nie kalt auf kalt! Durch das mehrmalige Kühlen wird der Abtransport von Flüssigkeit aus dem Gewebe angeregt. Längere Kühlung ist nur bei einer akuten Verletzung mit andauernd erhöhter Temperatur hilfreich. Sie sollten dann zwischen Coolpack und Haut allerdings ein Handtuch legen, damit Sie keine Erfrierungen der Haut riskieren.

Heiße, brennende Füße können mit Wasser gekühlt werden

Warmes Fußbad mit basischem Badesalz

Sollten Ihre Füße kühl sein, gönnen Sie sich ein warmes Fußbad mit basischem Badesalz. Sie nehmen damit Einfluss auf den Säure-Basen-Haushalt Ihres Körpers. Dies ist besonders für das Bindegewebe (u. a. Faszien) Ihrer Füße wichtig. Ihre Haut wird sich nach dem Bad geschmeidig und warm anfühlen. Die Rückfettung der Haut (wichtig bei verstärkter Hornhautbildung!) wird unterstützt und das Austrocknen verhindert. Wenn Ihre Füße warm geworden sind, duschen Sie sie anschließend kurz mit eiskaltem Wasser ab. Das regt den Blutfluss für längere Zeit an.

Das Bindegewebe profitiert von einem basischen Fußbad

Die Schrittphasen verstehen – die Belastung der Füße selbst verändern

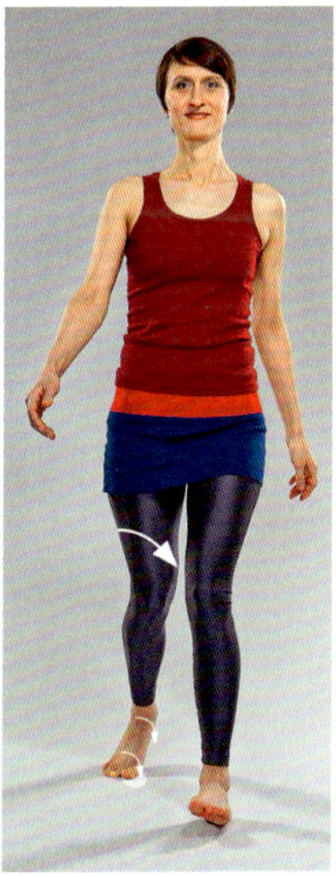

Der nach innen drehende Oberschenkel führt zu einer Innenbelastung des Vorfußballens mit der großen Zehe.

Im Fuß entsteht durch den Widerstand des Bodens ein Abdruck der gesamten Körperkoordination. Ihr Fuß ist während des Gehens ein Spiegel, da Ihr Gehirn durch die Rezeptoren der Fußsohle eine Rückmeldung zu Stabilität und Balance bekommt.

Schmerzen zeigen sich an Stellen, die bei jedem Schritt durch eine Instabilität zu stark belastet werden. Der Grund ist eine Kipp-Dreh-Bewegung der Ferse, die durch die Art und Weise, wie das Körpergewicht über den Füßen bewegt wird,

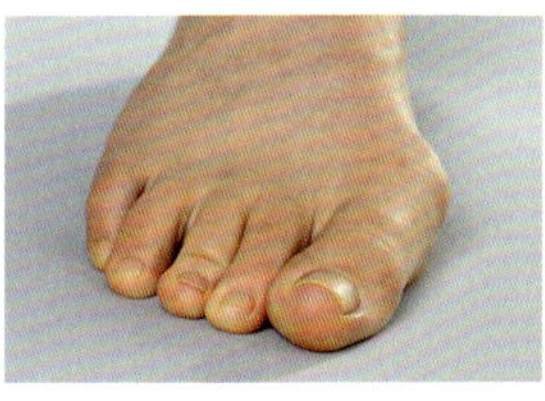

Die Folge einer zu starken Innenbelastung: Hallux-valgus-Bildung mit nach außen zeigenden Zehen. Die kleine Zehe dreht zur vierten Zehe.

entsteht. Häufig dreht der Rückfuß mit der Ferse zu stark nach innen und der Außenrand des Fußes mit der kleinen Zehe am Ende wird zu wenig belastet. Die kleine Zehe ist dann nach Jahren oft unter die vierte Zehe geraten oder wird nach oben gehalten und an der großen Zehe kann sich ein Hallux valgus (Abweichung der großen Zehe zur zweiten Zehe) bilden.

Die Ferse dient mit ihrer Verbindung zur starken Wadenmuskulatur auch als Ansatz der Achillessehne. Kippt und wackelt die Ferse, können in den Sehnen und Muskeln des Unterschenkels Schmerzen auftreten, die entweder direkt zu einer Reizung der Sehnen führen oder in den Muskeln eine starke Verkrampfung auslösen.

Da Sie zwei Füße haben, kommen Sie beim Anheben eines Fußes immer ins Ungleichgewicht. Der Schwerpunkt Ihres Körpers befindet sich in der Mitte zwischen beiden Füßen. Es steht kein Fuß direkt unter dem Schwerpunkt des Körperlots Ihrer Mitte.
Was hat sich die Evolution dabei gedacht? Um diese Frage zu beantworten, möchte ich Ihnen die verschiedenen Schrittphasen beim Gehen näher erläutern. Durch das Verstehen des Gehens wird sich Ihr Gang mittels Ihrer Gedanken und Ihrer Achtsamkeit verändern. Denken Sie im Gehen über die erhaltenen Informationen nach. Versuchen Sie, das Gehen nicht richtig zu

machen, da Sie in diesem Fall eine erhöhte Körperspannung riskieren und Ihre Elastizität abnimmt. Denken Sie stattdessen an die Leichtigkeit der Bewegung einer Katze. Gehen ist rhythmisches Schwingen. Ich empfehle Ihnen außerdem die Lektüre meines Buches *Die Kunst des Gehens*.

Das Aufkommen des Fußes

Das Aufkommen des Fußes erfolgt bei einem erwachsenen Menschen mit Schuhen auf der Ferse. Wenn der Boden es schmerzfrei erlaubt, werden Sie auch barfuß die Ferse benutzen. Wenn es unangenehm für Ihre Füße werden könnte oder wenn Sie sehr leise gehen möchten, werden Sie für das Aufkommen den Vorfußballen verwenden. Sie gehen langsamer und vorsichtiger, benötigen aber für jeden Schritt einen höheren Energieaufwand. Die Landung auf dem Fuß ist, da er abgebremst wird, während sich Ihr Körper über dem Fuß in Gehrichtung bewegt, von sehr hohen Kräften geprägt. Deshalb besitzt die Ferse, um den Stoß zu dämpfen, eine besonders ausgeprägte Fettschicht. Entscheidend für eine schonende Landung ist die Auftrittsfläche auf Ihrer Ferse.

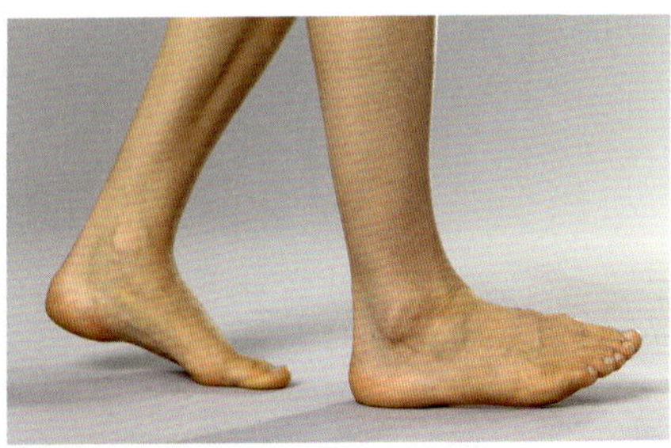

Füße gehend

Sie sollte möglichst flächig gestaltet werden. Ihr Bein ist dann, durch die leichte Beugung des Kniegelenkes, in Federbereitschaft. Sollten Sie eine Auftrittsfläche am hinteren Ende der Ferse wählen, befindet sich dort kein Fettpolster und Ihr Bein ist durch die starke Streckung des Kniegelenkes unelastisch. Kürzere Schritte werden Ihnen die flächige Belastung der Ferse erlauben. Probieren Sie es aus!

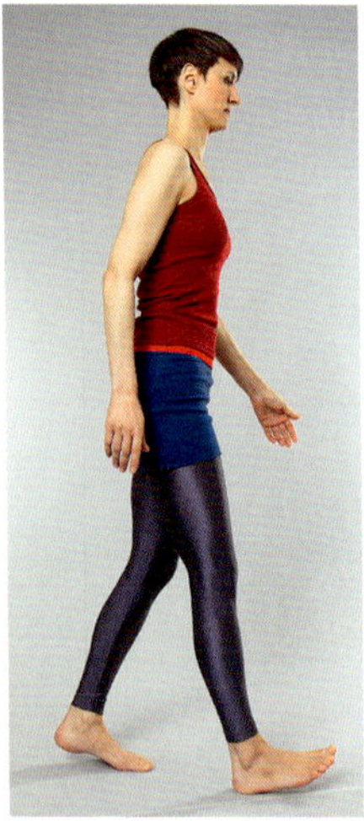

Ungünstig! Das stark gestreckte Knie bei der Landung führt zu einem harten Stoß durch den Körper. Der Auftritt ist laut hörbar.

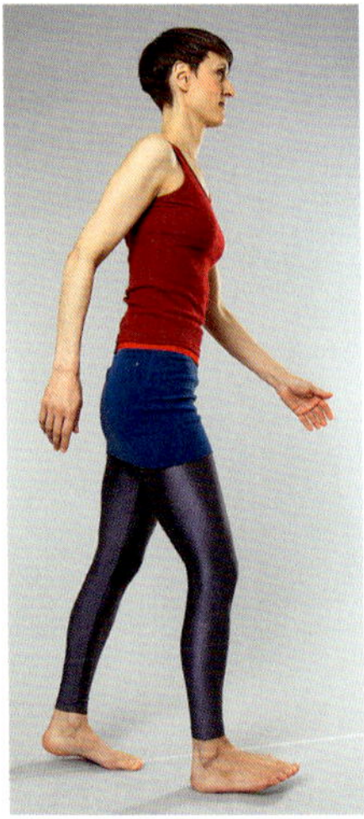

Gut! Die Landung erfolgt durch das abfedernde gebeugte Knie weich.

Der Abstand Ihrer Beine und Füße ist hüftgelenksbreit. Je breiter der Abstand, desto stabiler gehen Sie. Je enger, umso wackeliger werden Sie sein. Schmalere Schritte wirken eleganter, erfordern aber zur Wahrung der Balance eine größere Muskelanspannung im Rumpf.

Ihre Füße zeigen in die Richtung, die Ihr Körperschwerpunkt beim Auftreten und Landen des Fußes einschlägt. Wenn Sie geradeaus gehen und Ihre Füße nicht in Gehrichtung zeigen, erhöht dies aufgrund einer Verkürzung der Hebelwirkung des Fußes Ihren Energieaufwand. Das Fußgewölbe verliert dadurch seine selbsttragende Funktion. Die Fußstellung entspringt einer ungünstigen Schwerpunktverlagerung Ihres Körpers. Diese können Sie durch Bewegung Ihres Beckens in der nächsten Schrittphase verändern.

Die Belastung des Fußes

Nach der Ferse kommt die Außenseite Ihres Fußes in Kontakt mit dem Boden. Es ist sehr wichtig, dass dieser Kontakt bis zu Ihrer kleinen Zehe erfolgt. Ihre Körpermitte bewegt sich jetzt zunehmend über den Fuß. Sekundenbruchteile nach der kleinen Zehe landen die Zehen vier bis eins (große Zehe) auf dem Untergrund. Durch die Vorwärtsbewegung wird sich die Druckeinwirkung des Körpers auf den Fuß ab dem Zeitpunkt der Landung des Fußes auf dem Boden von hinten außen nach vorn innen verstärken, da sich Ihr Fuß außerhalb der Mitte Ihres Körperlotes befindet.

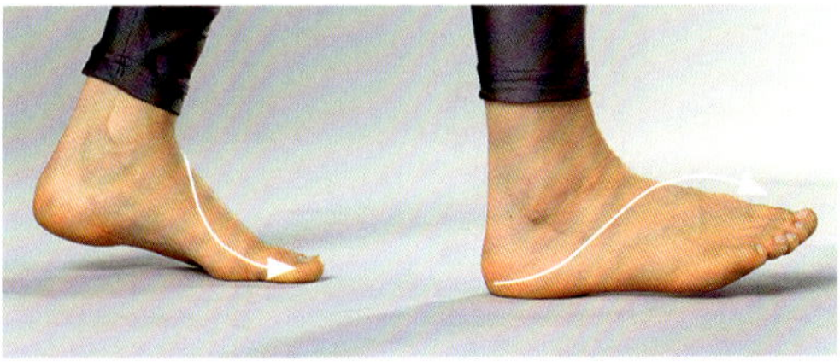

Kurz vor Abdruck (hinten), kurz vor der vollen Belastung (vorn)

Durch die Landung wird die Bremsenergie als energiereiche Stoßwelle durch das Bein bis zu Ihrem Becken weitergeleitet. Dort erfährt sie eine Umwandlung. Ihre landende Beckenseite dreht zurück. Dadurch wird die andere Beckenseite nach vorn gedreht und ein Teil der Bremsenergie in Schwung für die andere Körperseite verwandelt. Das Becken dient als Dreh- und Schwungpendel zwischen beiden Beinen. Ihr Fuß wird durch die

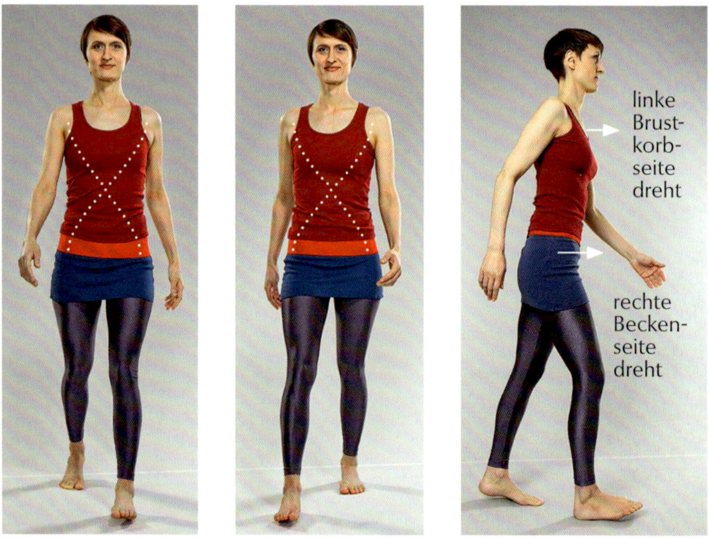

Das Becken dreht mit Bein und Fuß. Der Oberkörper verdreht sich gegensinnig mit den Armen als Gegenpendel. Das Zwerchfell ist das Zentrum der gegensinnigen Verschraubung zwischen Becken und Brustkorb. Fuß und Bein zeigen geradeaus. Achten Sie auf genügend „Spurbreite" zwischen den Oberschenkeln.

Drehung des Beckens trotz der Vorwärtsbewegung des Körpers über dem Fuß weiter auch auf der Kleinzehenseite belastet.

Das Knie sollte gerade nach vorn zeigen. Weisen Ihre Knie nach innen oder außen, ist die Ursache ein instabiles Becken, das meist nach links und rechts außen pendelt. Diese Bewegung kann sehr klein sein. Sie hat trotzdem enorme Auswirkungen

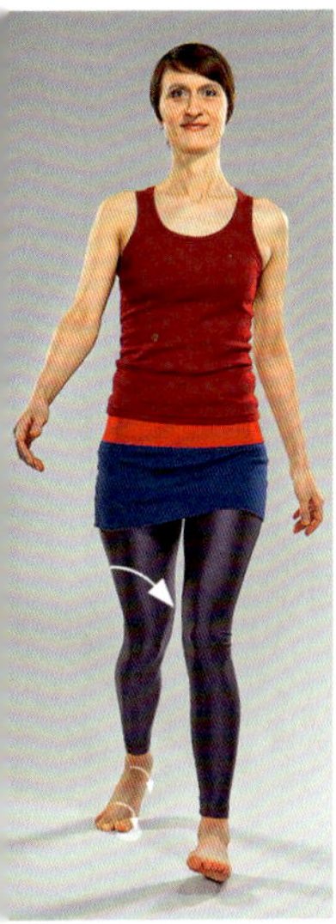

Der hintere Fuß zeigt nach außen und wird stark innen belastet.

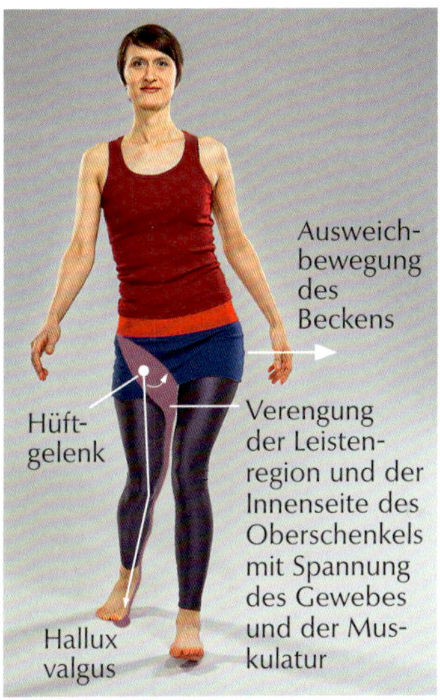

Durch die Seitwärtsbewegung der linken Beckenseite verstärkt sich die Innenbelastung des hinteren Fußes.

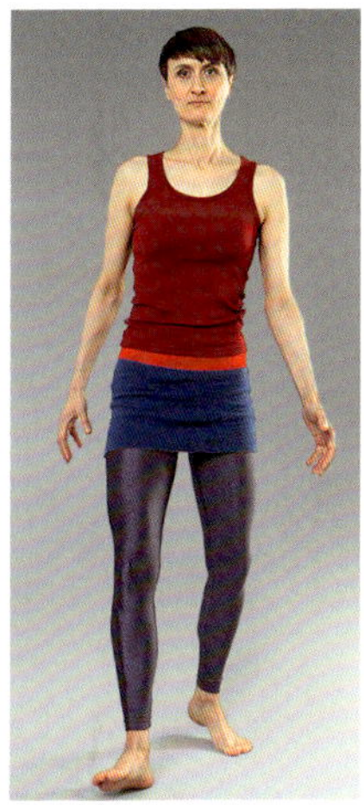

Durch die starke Spannung der Pobacken drehen Bein und Fuß nach außen, der Fuß zeigt beim Gehen nach außen und verliert Hebelwirkung.

auf die Stabilität Ihrer Füße und die Ausrichtung Ihrer Knie. Das Gegenteil eines instabilen Beckens ist ein durch angespannte Pobacken unbewegliches Becken. Dadurch kann sich das ganze Bein mit Knien und Füßen nach außen drehen. Dies ist oft bei Männern zu beobachten.

Die Streckung des Beines und der Abdruck des Fußes

Achten Sie beim Gehen vor allem auf den hinteren Fuß. Um eine möglichst ausgeglichene Belastung des gesamten Fußes zu erreichen, muss sich das Becken immer noch mit dem Fuß mitbewegen. Eine gute Streckung Ihres hinteren Beines ist dafür sehr wichtig. Dazu sollte sich die Rückseite Ihrer Beine mit Achillessehne, Wade und Kniekehle in einem gut gedehnten Zustand befinden und auch die Streckfähigkeit Ihres Hüftgelenkes ausreichend sein (siehe Bild). Das nach hinten gestreckte Bein wird in den elastischen Bindegewebsanteilen (Faszien und Sehnen) vor dem Abdruck gedehnt. Es wird bei der Lösung des Fußes wie ein vorgespannter Bogen nach vorn und oben fliegen. Sie können Ihr Bein und Ihren Körper dann mit viel weniger Muskelkraft und weniger Energieverbrauch der Muskeln nach vorn bewegen.

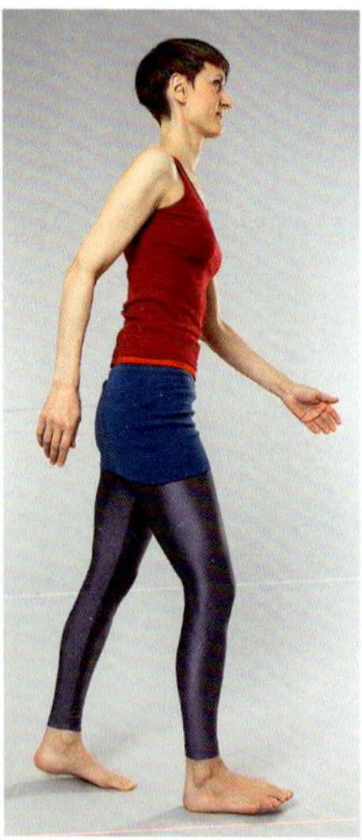

Der Schwung des Beines nach vorn entsteht aus der Drehbewegung des Beckens und durch den federnden Abdruck des Fußes. Achten Sie beim Anheben der Ferse auf eine gleichmäßige Druckverteilung des Vorfußballens auf alle Zehen. Vor allem die große und die kleine Zehe sollten gleichmäßig belastet werden. Ein früher Abdruckmoment ist günstig, da bei einem starken Anheben der Ferse sehr viel Druck auf den Vorfußballen ausgeübt wird.

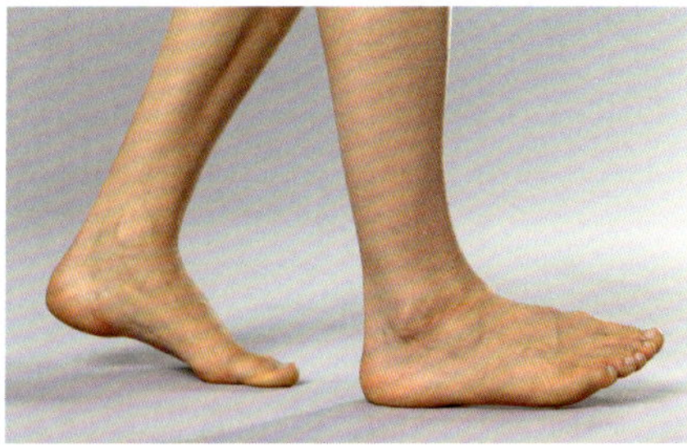

Früher Abdruckpunkt

Sie gehen als Mensch im Kreuzgang. Das Bein der einen Seite und der Arm der anderen Seite schwingen nahezu gleichzeitig nach vorn. Merken Sie sich deshalb folgende Leitsätze:

- Bauch und Becken sind Teil des Beines.
- Die landende Beckenseite dreht zurück, die gegenüberliegende Beckenseite dreht nach vorn.
- Schultern, Arme und Hände sind Teil des Brustkorbs.
- Der Brustkorb dreht entgegengesetzt zum Becken.
- Das Armpendel entsteht durch die Drehbewegung des Brustkorbs.

Barfußtraining und Barfußschuhe

Gesunde Füße gehen gern barfuß

Ohne schmerzende Füße ist es sehr wohltuend, auf einem weichen Untergrund barfuß zu laufen. Da Ihre Fußsohlen sehr empfindlich sind, werden Sie barfuß wesentlich achtsamer, schonender und weicher gehen. Sollte Ihnen das Barfußgehen auf weichem Boden unangenehm oder schmerzhaft sein, ist es besser, feste Schuhe zu tragen. Gehen Sie bitte nicht auf harten und glatten Böden über längere Zeit barfuß (auch zu Hause nicht!).

Die Verwendung von Barfußschuhen kann Ihre Füße vor Kälte und Verletzung schützen. Der Barfußschuh verschafft Ihnen den Vorteil, dem Boden aufgrund der dünnen Sohle näher zu sein. Er verringert außerdem die Gefahr einer Instabilität. Sie werden je nach Untergrund zwischen einer Fersen- oder Vorfußlandung wechseln, da jeder kleine Stein sich unangenehm anfühlt.

Seien Sie aber vorsichtig bei bereits entstandenen Schmerzen. Auch Barfußschuhe können bei zu langem Gebrauch und untrainierter Muskulatur zu Problemen an den Füßen führen. Das Barfußgehen erfordert Training. Gezieltes Training bedarf der richtigen Dosierung. Gehen Sie nicht zu lange Strecken.

Sie können die Dosis bei Wohlgefühl langsam steigern. Ich verwende z.B. bei einer Wanderung Bergschuhe und Barfußschuhe (Sole Runner®) im Wechsel.

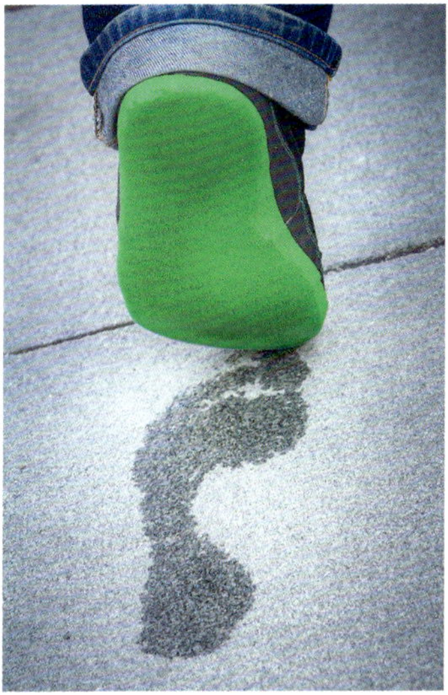

© Sole Runner®

Wichtige Tipps zum Schuhkauf und zu eleganten Schuhen

Probieren Sie beim Schuhkauf immer zuerst den linken Schuh, da der linke Fuß meist größer ist als der rechte. Die Schuhgröße und die Schuhform sollten der Form und Größe Ihres Fußes entsprechen. Der Fuß ist vorn breiter und hinten schmaler. Die Ferse benötigt einen stabilen Halt.

Form und Größe des Fußes beachten

Zu kleine Schuhe führen zu Druckstellen und Schmerzen. Ein hoher Absatz spreizt Ihren Vorfußballen. Der gesamte Fuß wird verformt. Durch die hohe Wadenspannung entsteht eine Verhärtung und Verkürzung von Muskulatur und Bindegewebe der Wade. In der Folge können Krampfadern auftreten. Es ist deshalb erstaunlich, dass in unserer Kultur hohe Absätze und schmale Schuhe im Allgemeinen für Frauen als besonders elegant gelten. Die entstehende Instabilität des Beckens mit Hohlkreuzbildung gilt in der Definition des weiblichen Ganges als erstrebenswert.

Lieben Sie dennoch enge, spitze Schuhe mit hohen Absätzen? Dann sollten Sie mit diesen Schuhen nicht zu lange gehen. Bei eleganten Lederschuhen können Sie den vorderen Bereich

des Schuhes weiten oder auch vor dem Tragen mit Sprays behandeln, die das Leder geschmeidiger machen. Viele wichtige Tipps zur Präparation der Schuhe erhalten Sie außerdem auch in Tanzsportläden.
Sie sollten bei der Schuhwahl auch Rücksicht auf die jeweilige Bodenbeschaffenheit nehmen: Je härter der Boden, desto fester und dämpfender sollte die Sohle sein, je weicher und dämpfender der Boden, desto weicher die Sohle. Hüten Sie sich aber bei den Schuhsohlen vor einer übertrieben weichen Dämpfung, da Ihr Nervensystem ansonsten nicht weiß, in welchem Moment Ihr Fuß den Boden berührt und der Stoß deshalb bei der Landung des Fußes sehr hart wird. Bei einer stark gedämpften Sohle ist zudem der Abstand zwischen Boden und Fuß groß, die Hebelkräfte werden größer und die Gefahr einer Instabilität steigt.

Schuhe öfter wechseln

Da es den idealen Schuh für alle Gelegenheiten und alle Füße nicht gibt, ist es von Vorteil, den Schuh öfter zu wechseln. Bei akuten Schmerzen ist eine feste Schuhsohle mit einer Abrollhilfe im Vorfußbereich zu verwenden. Dies bedeutet, dass die Sohle rund nach oben gebogen und sehr steif ist, wie es bei vielen Laufschuhen oder besonders bei Wanderschuhen zu sehen ist.
Ein MBT®- oder ein JOYA®-Schuh ist ein Trainingsgerät. Die Sohle ist sehr fest, das hilft beim Abrollen der Ferse und des Vorfußballens. Diese Schuhe entlasten Ihren Fuß sehr stark

Den Schuh je nach Bedarf wählen

und können bei Schmerzen angenehm sein. Allerdings ist die Sohle sehr dick (Achtung Instabilität!) und der Schuh übernimmt die Aufgabe der Fußmuskulatur, sie wird schwächer.

Einlagen, Bandagen und andere Hilfsmittel

Stützende Einlagen

Bei stützenden Einlagen wird Ihr Rückfuß mit der Ferse auf der Innenseite stabilisiert. Durch eine Pelotte, eine Wölbung im Mittelfußbereich, wird das Quergewölbe angehoben. Einlagen sind ein orthopädisches Hilfsmittel und sollen bei akuten Schmerzen helfen. Die Einlage ist aber niemals die einzige Hilfe und sollte auch keine Dauerlösung sein.

Stützende Einlagen stabilisieren den Fuß

Zur individuellen Anpassung gehen Sie in ein Fachgeschäft zu einem orthopädischen Schuhmacher und nehmen die Schuhe, für die die Einlagen gefertigt werden, mit. In einem Fachgeschäft können Sie auch nach Erhalt der Einlagen mehrmals an einer Modifizierung arbeiten lassen. Eine Einlage muss Ihnen sofort helfen. Es kann sein, dass Sie das für einige Stunden tut und der Fuß dann schmerzt. Ist das der Fall, ziehen Sie Schuh und Einlage aus und wechseln in einen anderen Schuh. Sie müssen die Einlage nicht immer tragen. Tragen Sie sie, solange Sie Ihnen Hilfe bietet.

Der Schuh sollte außerdem nicht am Rist drücken. Ist dies der Fall, ist die Einlage zu hoch. Haben Sie bereits alte Einlagen, die sich angenehm anfühlen, lassen Sie sich die gleiche Art wieder anfertigen. Unterstützen Sie Ihre Einlage auf jeden Fall durch eine bessere Belastung Ihres Fußes beim Gehen.

Sensomotorische und propriozeptive Einlagen

Sensomotorische Einlagen aktivieren die Muskulatur

Bei einer sensomotorischen oder propriozeptiven Einlage wird die Muskulatur des Fußes über Druckpunkte, kleine Erhöhungen in der Einlagensohle, mit ihren Verbindungen über Muskelketten und Bindegewebsfaszien durch den ganzen Körper aktiviert. Die Bezeichnungen variieren je nach Einlagensystem.

Die Einlagen verändern vor allem Ihre Haltung über dem Fuß. Sie wirken dadurch indirekt auf den Fuß und sind vor allem für Kinder oder bei weniger starken Schmerzen sinnvoll. Ob eine stützende, sensomotorische oder propriozeptive Einlage für Sie die richtige ist und ob Sie vielleicht auch beide Arten nutzen können, ist von vielen unterschiedlichen Faktoren abhängig. Verfahren Sie nach dem Motto: „Probieren geht über Studieren".

BORT Helix S Spiraldynamik® *USG*-Bandage

Während des Gehens verkürzt und verlängert sich Ihr Fuß durch Be- und Entlastung. Muskeln und Bindegewebe wirken wie ein Trampolin. Diese Bandage gibt Ihrem Rückfuß mit der Ferse eine starke Unterstützung und fördert den Trampolineffekt des Fußgewölbes. Die an der Bandage angebrachten

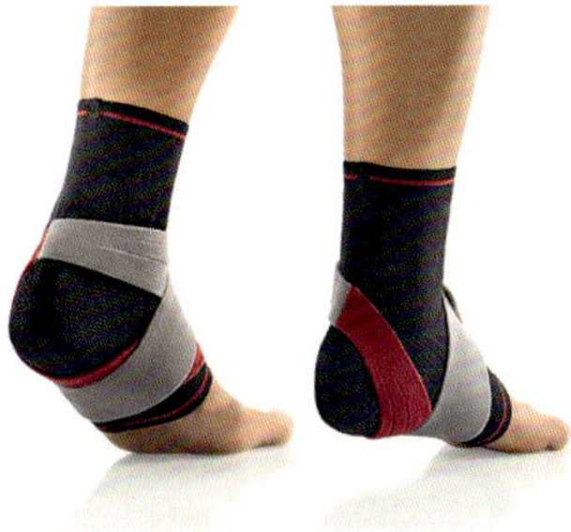

Zügel sind für die Aufrichtung der Ferse entscheidend. Diese Bandage stellt eine ideale Ergänzung zu orthopädischen Schuheinlagen dar und kann auch ohne Schuhe im häuslichen Umfeld getragen werden.

Sie können die Bandage besonders nach einer längeren Ruhigstellung oder Entlastung für den Übergang verwenden. Sie bietet Ihnen Stabilität und Sicherheit und ist deshalb auch bei starken Knick-Senk-Spreizfüßen und Hallux valgus mit daraus folgenden schmerzenden Füßen von Vorteil. Natürlich benötigen Sie etwas mehr Raum in Ihren Schuhen. Verfahren Sie wie mit Einlagen und wechseln Sie die Situation für Ihren Fuß. Die Bandagen sollten nach meiner Erfahrung mit Patienten immer an beiden Füßen getragen werden, da sonst das Gangbild leidet.

Bandagen wirken über Zug

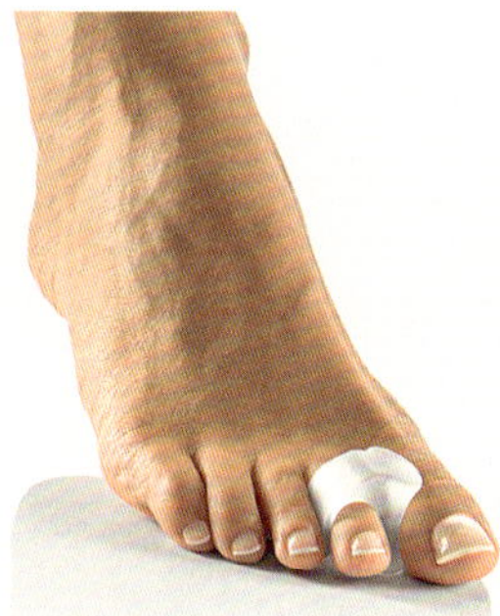

BORT Zehenspreizer mit Ring und Schlauchverband

Druckstellen an den Zehen verursachen bei längerem Gehen unangenehme Schmerzen. Um eine

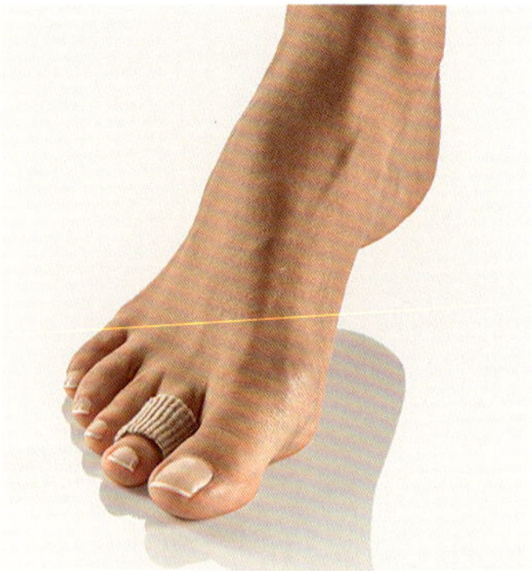

Rötung und eine nachfolgende Schädigung der Haut zu vermeiden, werden Zehenspreizer mit Ring aus Silikon angeboten. Sie können zum Schutz vor Druckstellen auch Schlauchverbände aus Silikon und elastischem Gewebe erwerben. Fersenpolster können einen Fersensporn druckentlasten.

OP-Checkliste

Falls alle in diesem Ratgeber vorgeschlagenen Maßnahmen, alles Üben nicht hilft, die Schmerzen zu lindern und in den Griff zu bekommen, sollten Sie mit einem Arzt abwägen, ob eine Operation Ihre Situation verbessern kann.

Da der Fuß aus einem komplexen und filigranen Knochen-Weichteilgewebegeflecht besteht, dauert die Nachbehandlung nach Operationen meist bis zu einem halben Jahr. Hüten Sie sich vor Operateuren, die Ihnen einen schnellen Heilungsverlauf von wenigen Wochen versprechen.

Fuß-Operationen sind langwierig

Nehmen Sie sich nach dem Entschluss zu einer Operation für die ersten zwei Wochen nach dem Eingriff viel Zeit zur Schonung. In der ersten Phase ist es wichtig, die postoperative Schwellung zu behandeln. Dazu sollten Sie nur wenig gehen und Ihre Füße bei leichter abschwellender Gymnastik hochlegen. In der nächsten Phase sollte die Beweglichkeit der Gelenke und die Belastungsfähigkeit wiederhergestellt werden. Nun stellt sich heraus, ob die Funktionalität des Fußes erhalten ist. Leider wird bei der Operation Nervengewebe verletzt. Ihr Fuß wird sich nach der Operation nicht mehr wie zum Zeitpunkt

Eine Fuß-OP sollte gut geplant werden

seiner Schmerzfreiheit anfühlen. Alle verwendeten Schrauben, Platten und Drähte können nach der Operation Probleme in den Weichteilen bereiten und sollten deshalb nach einem Dreivierteljahr, spätestens jedoch nach zwei Jahren wieder entfernt werden. Nach dieser Zeit sind Drähte und Schrauben aufgrund der ständigen Umbauprozesse des Knochens gebogen.

Achten Sie bei der Planung einer Operation auf folgende Dinge:

- Untersucht der Operateur Ihren Fuß mit seinen Händen und prüft er die Elastizität Ihres Bindegewebes?
  Die Erfahrung zeigt, dass Operationen bei einem straffen Bindegewebe bessere Erfolgsaussichten haben.
- Sind Sie sich sicher, dass Sie Ihren Fuß mit einem guten Gefühl und ohne Zweifel an den geplanten Maßnahmen operieren lassen?
  Wenn Sie sich sicher sind, vertrauen Sie Ihrem Arzt. Der Operationserfolg wird in den meisten Fällen positiv verlaufen, da die Heilungsaussichten zu einem Teil auch von Ihrer inneren Einstellung abhängen.
- Klärt Sie der Operateur über die geplante Operation genügend auf und haben Sie Zeit, Fragen zu stellen?
  Sie sollten das Gefühl haben, dass Ihr Arzt oder Ihre Ärztin zusammen mit Ihnen einem Abwägungsprozess unterliegt.

- Bekommen Sie nach der Operation eine physiotherapeutische Nachbetreuung über viele Wochen?
  Sie sollten schon vor der OP einen Physiotherapeuten genannt bekommen oder sich um einen kundigen Physiotherapeuten in Ihrer Nähe kümmern. Nehmen Sie bereits vor der Operation Kontakt auf und vereinbaren Sie Termine.
- Ist der Operateur in Kontakt mit dem nachbehandelnden Physiotherapeuten und können Sie den Operateur auch nach der OP konsultieren?
  Die Kommunikation von Patient, Arzt und Physiotherapeuten ist bei auftretenden Problemen und Fragen entscheidend für eine schnelle Abklärung und Lösung des Problems.
- Wird der gleiche Operateur die Schrauben und Drähte wieder entfernen?
  Der Erst-Operateur weiß am besten über Sie, die Operationsmethode und Ihre spezielle Problematik Bescheid.

Der Autor

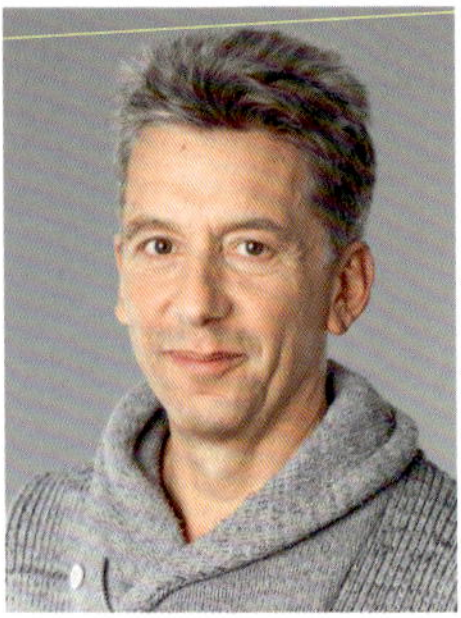

Thomas Rogall, 1961 in München geboren, arbeitet seit 1988 als Masseur und seit 1996 als Physiotherapeut in eigener Praxis in München. 2007 gründete er die Spiraldynamik®-Fuß-Schule München, inzwischen Fuß-Schule München – „Die Kunst des Gehens“. Er ist außerdem in Workshops und Vorträgen tätig. Sein erstes Buch *Die Kunst des Gehens* erschien 2011, das zweite Buch *Hallux valgus. Die besten Übungen zur Selbsthilfe* 2013. Weitere Infos finden Sie unter www.fussschule.com.

Kompetente *Ratgeber* **Praktische** *Hilfe*

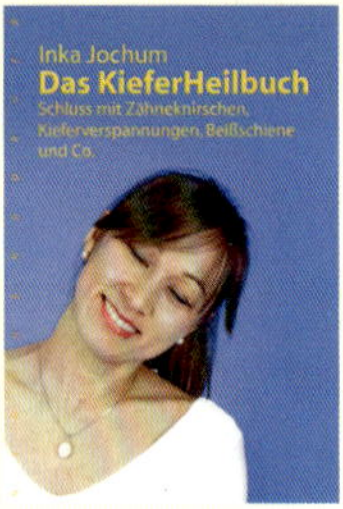

ISBN 978-3-485-02854-7
64 Seiten, farb. Abb.

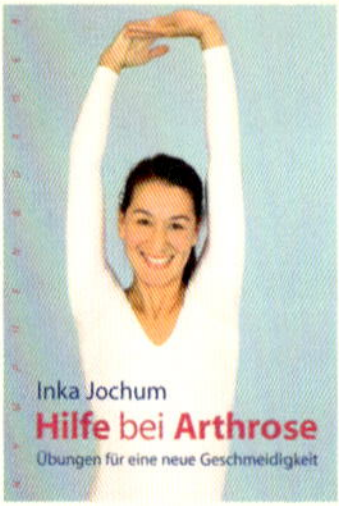

ISBN 978-3-485-02812-7
64 Seiten, farb. Abb.

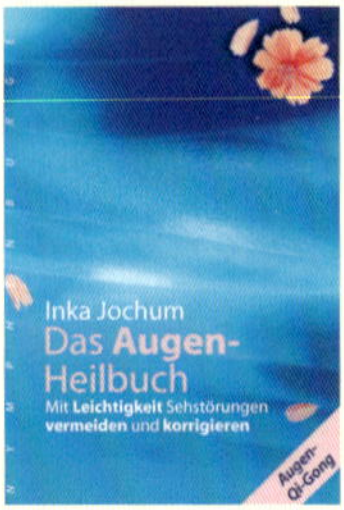

ISBN 978-3-485-00925-6
56 Seiten, farb. Abb.

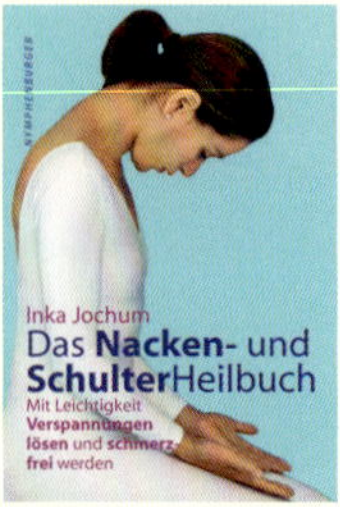

ISBN 978-3-485-01158-7
64 Seiten, farb. Abb.

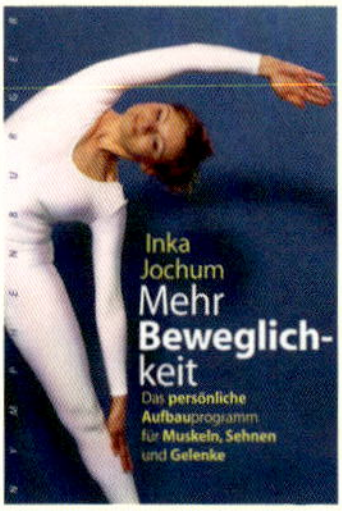

ISBN 978-3-485-01090-0
64 Seiten, farb. Abb.

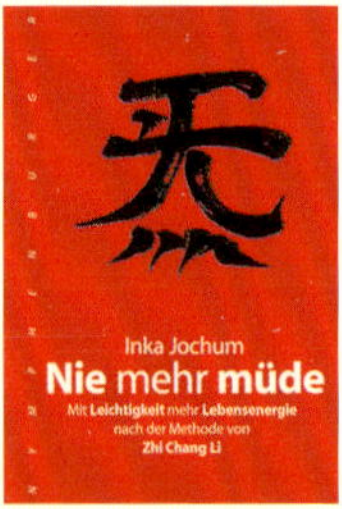

ISBN 978-3-485-00896-9
64 Seiten, farb. Abb.

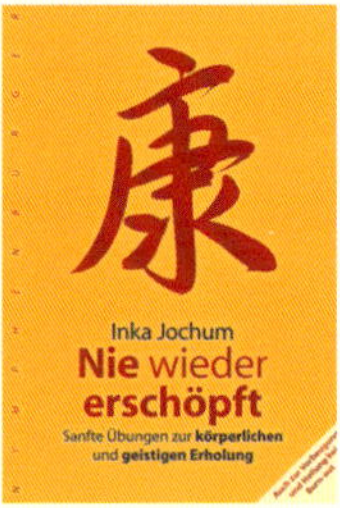

ISBN 978-3-485-01362-8
64 Seiten, farb. Abb.

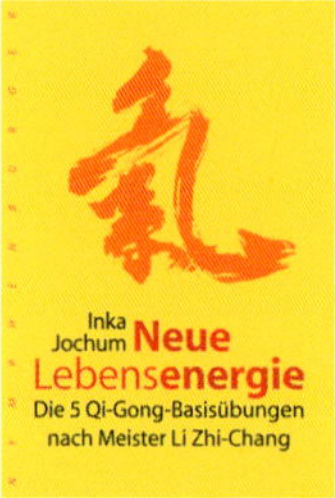

ISBN 978-3-485-01048-1
64 Seiten, farb. Abb.

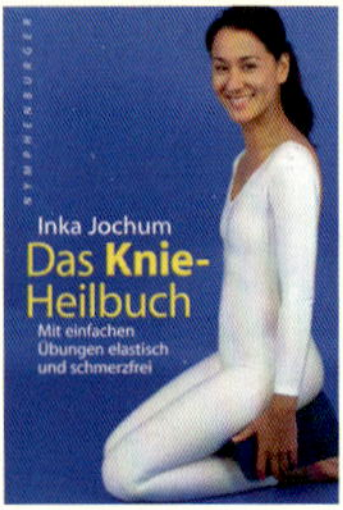

ISBN 978-3-485-01300-0
64 Seiten, farb. Abb.

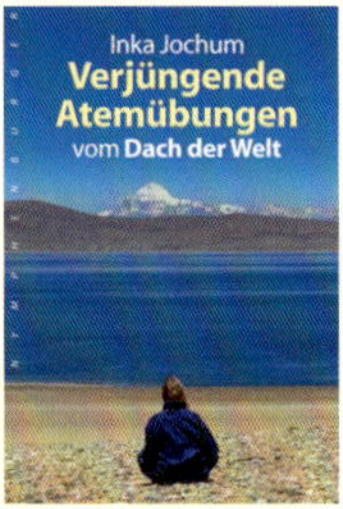

ISBN 978-3-485-01389-5
64 Seiten, farb. Abb.

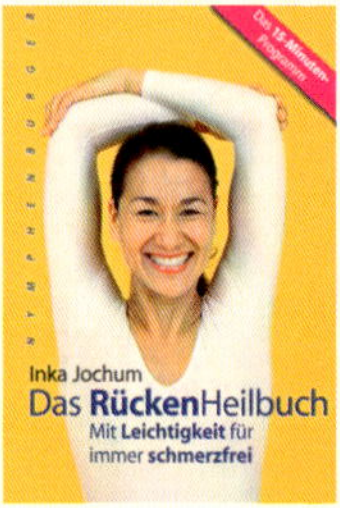

ISBN 978-3-485-00857-0
56 Seiten, farb. Abb.